その先の看護を変える気づき

学びつづけるナースたち

編集
柳田邦男
陣田泰子
佐藤紀子

医学書院

序　書くことと内面の成長

柳田　邦男

人は、なぜ文を書くのか。

人は、なぜ戦争体験記を書くのか。

人は、なぜ闘病記を書くのか。

この問いは、人間が生きるのを支えるものは何かという問いと、おおいに重なっているようにみえる。

人間が自分の思いや感情を表現する手段は多い。言葉で書く、話す、顔の表情、手や身体の動き、手話、歌う、絵を描く、楽器を演奏する、劇を演じる、踊る、等々、日常生活の中での表現活動は、実に多様だ。

その中でも、やはり言葉による表現は、身近な人たちだけでなく、見ず知らずの人々を含めて、多くの人々に思いや感情を伝え共有してもらうという手段として、中心的な役割を担っている。戦争や災害や重い病気のように、過酷な体験をすると、その体験を手記や詩歌で記録する人が多い。そういう人たちは、なぜ書こうとするのか。

私はノンフィクション・ジャンルの表現活動をしていることもあって、数々の戦争体験記や公害・事故・災害などの被害者の手記を長年にわたって、読んできた。それら多くの手記を通して、書くという行為のモチベーションを分析したことがある。その結果、一人の人が何らかの手記を書こうとするモチベーションには、いくつもの要素がからんでいることがわかった。それらの要素を整理してみると、次のようになる。

(1)辛さや悲しさが耐え難いほどに大きいがゆえに、表現しないではいられない気持ちの昂りが生じる。

(2)この辛さや悲しさを、誰かに伝えたい、多くの人々に知ってほしいという思い。この広い世界には、何十億人という人間がいるが、こんな辛く悲しい思いをしているのは、自分だけだ、そのことを誰かに知ってほしい理解してほしいという、追いつめられた心境になる人が少なくない。

(3)自分がこの世に生きたという存在証明を書き遺したい、そして身近な人々に伝えたいという強い思い。自分が何も遺すものもなくこの世から消えてしまうことへの恐怖感を克服するために書こうとするのだ。

(4)自分は他の誰でもない自分であったのか、自分の人生はどんなものだったのかを、自分なりに納得できる形で確かめたいという思いから、自分の人生、自分が歩んできた歳月を、あらためて確認し噛みしめつつ、思い出の数々を中心に人生一代記とも言うべきものを書く。これは、(3)の自分の存在証明のために書く内容と重なり合うところが多い。

(5)こんな辛い思いをする戦争、人によっては災害、あるいは病気なんか、この世からなくなってほしいという切実な願いを、社会にアピールするために書く。

これら以外にも、なぜ書くかのモチベーションはいくつかあるが、主要なものはこんなところだろう。これらの要素を通して、私が注目したいのは、(3)と(4)に記したこと、すなわち、自分がこの世に他の誰でもない自分として生きた証をつかみたいという思いから、人生を振り返って、思い出の数々を書くという行為だ。そのような思いを昂ぶらせて手記を書いた本人あるいは身近だった人々の話を聞くと、自分の人生記を書こうとして振り返ると、忘れていたことが突然甦ってきて、その頃のことをしみじみとあじわったりすることが、しばしばあるということだ。

そのようにして、自分の人生を探索すると、何のドラマも面白味もないつまらない一生だと思いこんでいた何十年かの歩みが、実は感動するほどたくさんの出来事で満ちていて、いくつかの波瀾もあり、よく生きてきたものだという納得感が生まれてくる。そういう納得感は、心の安定感につながっていくことが、少なくない。

しかも、そうやって自分を見つめる心の作業を進めていくと、普段はほとんど文を書かない人であっても、リアリティのある表現をしたり、人生の機微や神髄についての深い気づきを書いたりするようになるのだ。実際、戦争体験記や災害体験記や闘病記(あるいは介護手記)などを読んでいると、そういう文章に出逢って感動することが多い。プロの作家やジャーナリストが書く作品のように、構成や文章が整っていなくても、胸に響いてくるものがある。いのちや生きることや死と向き合うことへの、体験者ならではの気づきがあって、考えさせられ学ばされるのだ。

普段はほとんど文を書かない人であっても、戦争や災害や病気に直面すると、なぜリアリティのある文を書いたり生と死の神髄にかかわる気づきを言語化したりすることができるようになるのだろうか。

ちなみに、日本文学研究者のドナルド・キーン氏の興味深い指摘がある。キーン氏は、太平洋戦争中に情報部隊の若い兵士として前線に派遣され、太平洋の島々や沖縄などで日本軍を制圧した後に残された文書類を収集して翻訳する任務に就いていた。キーン氏が興味を抱いたのは、日本軍が兵士に軍人手帖を配って日記を書かせていたことだった。そんな国は世界で日本だけだという。もともと日本は学校教育において、自律心を向上させる目的で日記を書かせていたから、軍隊でも、その延長線で同じことをやっていたのだろう。

キーン氏は、日本軍の兵士たちの日記を、情報収集活動としてだけでなく、個人的な興味から丹念に読んだという。そして、発見したことがあった。兵士たちの日記の中身は、ほとんど日常における何の面白味もない記述ばかりだった。「六時起床、六時十五分洗面……」といったぐあいで、あとは紋切り型に「堂々と勇ましく」輸送船に乗りこんだといったたぐいの文ばかりなのだ。

しかし、日記の記述が突然、感動的になることがある。それは、自らのいのちが危機にさらされるような状況に直面した時だ。キーン氏は、日本の古代から近代に至る日記文字を読破して論評した著書『百代の過客—日記にみる日本人』（金関寿夫訳、上下二巻、朝日選書）の序章の中で、次のように書いている（十六ページ引用）。

〈日記につけている兵士の置かれた状況は、彼らの小さな手帖の内容を、しばしば忘れがたいものにしている。例えば船隊の中で、自分の船のすぐ隣を船行していた船が魚雷を受けて目の前で沈むのを見たような時、その兵士が突然経験する恐怖、これはほとんど文盲に近い兵士の筆によってさえ、見事に伝えられていた。とくに私は、部隊が全滅してただの七人生き残った日本兵が南太洋のある孤島で正月を過ごした時の記録を覚えている。新年を祝う食物として彼らが持っていたのは、十三粒の豆がすべてであった。彼らはそれを分け合って食べたのだという。〉

異質な言語空間の中で、ものを感じ考え表現をしてきた米国の文学者の眼で、日本の兵士の書く日記を読んだがゆえに、その国民性の違いに気づくうちに、人間が言葉で表現することの本質にかかわることにまで気づいていったと言えるだろう。戦場は生死を分ける崖っ淵である。自分がどちらに転ぶかわからない限界状況に投げこまれた時、誰しも心の中に恐怖が走り、気持ちは昂る。そこから出てくる言葉は、たとえ断片的なものであっても、真に迫るものになるだろう。

緊迫感のない中で、何か文章を書こうとすると、考えあぐねて、大した言葉が浮かんでこない。どうしても観念的になる。その最悪の例が、「六時起床、六時十五分洗面……」とか、「堂々と勇ましく」なのだ。ところが、危機的な状況にさらされると、感動的な表現さえ登場してくるのだ。キーン氏は、こう論じている。

〈こうした場合には、いわゆる美しい章句よりも、平明で、むしろ非文学的な表現のほうが、はるかに効果的なのである。「痛い！」といった単純な叫びのほうが、精妙に使われた比喩などよりも、もっと深く心を動かすのである。〉

では、戦争体験記にしろ闘病や災害の体験記にしろ、書くことによって、書いた本人は何を得るのだろうか。そのことこそ、書くことの本質的な意味だと言える。書くことによって得られるものとは何かについて、結論を言うなら、以下のようになろう。もし言語化して表現しようとしなければ、気づくことのなかった自分自身の内面に刻まれていた語るに足るだけの体験や出逢いのエピソード、あるいは潜んでいた再生の道しるべ等が、何かを書こうと苦吟する中から、ふっと浮かび上がってくる。そして，それらを文章化するという作業をすると，もう一度胸にしっかりと刻むことができる。書くということは，内面にあったものを，目に見える文章という形に客観化することである。一旦自分から離れて文章になると，内面でもやもやしていたものが，すっきりとした形をもったものになる。それは自分の内面の確認作業になり，自己の再認識になる。そのような自己の再認識こそが，生きる方向性をつかむことにつながり，生き直す力を生み出すエネルギーになる。多くの手記のたぐいを読んできた経験から，私はそうとらえるようになったのである。

さて，看護学生にエッセイを書くことを勧めるのは，なぜなのか。その答は，いのちの危機に直面した人がなぜ体験を書こうとするのかという問いをめぐる考察の中からつかむことができると思うが，念のため少しばかり補足しておきたい。

看護学生の中には，家族など身近な人に起こった死や難病や心身の障害などを体験したことをモチベーションにして，医療の世界で人を支える役割を果たしたいと考えて，看護職を目指すことにした人もいるだろう。しかし，大半の学生は，そういう体験がないまま，何らかの動機があって，看護職を選んだに違いない。それはそれでいいのだけれど，いよいよ学生になって，看護の理論と実際を学ぶ中で，心がけてほしいことがある。

それは，自分を見つめるもう一人の自分の眼というものをもつことだ。病気や障害を背負っている人のために役立ちたいという情熱や意識は大切なのだが，それだけでは，なかなか患者の気持ちに寄り添える医療者にはなれない。自分の考えだけで接していると，患者の気持ちやニーズとのずれが生じてしまうことがある。やはり人間的な内面の成長，成熟が求められるのだ。

どうすればよいのか。一つの方法は，日々の学習や臨床実習の中で，新しい気づきや，逆に行き詰まりを経験した時，それを日記とか手記に書いてみるのがよい。誰かに見せるためでなく，自分のために書くのである。既述の「なぜ書くのか」の考察で書いた表現を用いるなら，気づきや行き詰まりといった内面の意識を文章という形に客観化して確認するという作業をするのである。文章という形に客観化することは，自分をもう一人の自分の眼で見ることになる。

そうすると，もやもやしていた考えが整理されたり，大変だと思っていたことが，それほど大変なことでもなく，脈絡をつけて考えれば十分に理解できるものであることがわかるとか，あるいは患者から学んだことが，医療者として胸に刻むべきとても大事なことであることに気づくなど，様々な気づきが生じる。それこそが，患者を見る眼，患者への接し方，ひいては人間を見る眼を成熟させていく歩みになるのだ。そういう歩みは，時には，看護職として生きようとする意志や人生観を，本当の意味で確かなものにすることさえあるだろう。

そのことは，戦争や災害や病気によっていのちの危機に直面した人が，手記という形で思いのたけを書くことによって，再生の道しるべを見出すのと，同じようなものだと，私は思う。

私が看護学生に、日記であれエッセイであれ詩歌であれ、書くことを勧める理由は、そこにある。書くことによって、たえず自分を見つめるもう一人の自分の眼をもつことを、ほとんど習慣化するほどになれた学生と、そうしようと努めない学生との間には、人間的な成熟という点で、一年、二年と経つうちに大きな開きができてくるだろう。実は、そういう営みは、学生だけでなく、すでに臨床現場で働いている看護師たちにも勧めたいことなのだ。

病中の患者は、感性が鋭くなっている。看てくれる医療者が内面において成熟しているかどうかを、感覚的に察知してしまう。そのことは、医療者に対する信頼感に直結するのである。

目次

第2部　いのちの学びの物語から

第4部　座談会「その先の〝私〟を変える気づき」

装幀　ミスター・ユニバース（関　宙明）

第1部

看護学生の物語から

柳田邦男 編

血肉に染みこむ現場での気づき
――看護学生の成長の物語

様々な分野の人々の息づかい

私は毎年、ノンフィクション分野や学芸分野のいくつもの文学賞の選考委員をしているので、がっちりと書かれたドキュメントやルポルタージュや伝記作品あるいは文芸評論などの分厚い本をかなり読んでいる。それはそれでとても興味深く、学ぶところが多いのだが、それ以外に、作家や学者など普段から職業的に書いている人々による作品とは違う、普通の主婦や若者や子どもたちが書いた文章に賞を贈る三つの選考委員を務めている。

一つは、障害者自身の手記や障害児を養育した親や福祉施設の職員などによる手記を募集して、その中から優れた作品を選ぶＮＨＫ障害福祉賞である。これまで二十年以上にわたってかかわってきた。二つ目は、東京・荒川区の主催で、小中学生と親たちのそれぞれに、家で絵本に親しんでもらおうと、感想を手紙にして私に送ってもらい、毎年一回優れた感想文を選んで荒川区柳田邦男絵本大賞を差し上げている。三つ目は、雑誌『看護教育』の主催で看護学生から看護の学びの中で体験したことをエッセイの形で書いて応募してもらう看護学生エッセイ賞だ。

これら三つの賞の応募作品を読んでいると、現代における障害者や親の新しい生き方や養育者の新しいかかわり方を知ることができたり、子どもたちが絵本を介して自分を見つめ直す感性のすばらしさに触れて感動したり、看護という医療職を目指す学生たちが患者と接することで人間的に成長する様子を見せてもらったりすることができるので、私自身が心を耕やすうえで、大変貴重な経験になっている。それらは、プロの書き手が一定のテーマに沿って書いた分厚いノンフィクションの作品と違って、文章表現に未熟なところが多々あっても、障害者や子どもたちや学生たちの実に多様な感じ方の姿や、生きる姿の証や、いのちの息づかいを感じさせる言葉が躍動している。私は、そこで出逢ったエピソードや言葉の数々に心を揺さぶられたことを書き留めたい思いから、エッセイをどれだけ書いたかわからないほどだ。

そんな私の言葉の営みの中で、看護学生エッセイに柳田邦男賞を設けてから最初の三年間の入選作を軸に、一冊の本を作れないかという編集部の案が提示された。看護のあり方について深い思いを抱き、看護師の育成に積極的にかかわっている陣田泰子先生と佐藤紀子先生と私の三人で、それぞれの実践経験を踏まえてのメッセージを綴ったり、意見交換をしたりして、医療者としての専門性だけでない人間的な成長と成熟への道程について、若い世代に語り伝える本を編集しようというのだ。

私はすぐに賛同した。ジャーナリストとして、あるいは作家として、医療や災害や社会問題について、半世紀以上にわたって様々な現場取材や研究と執筆の活動をしてきた経験を、可能な限り若い世代に語り伝えたいという思いが強いからだった。経験を語り伝えると言っても、私の経験を押しつけようというのではない。若者たちの感性や言葉を、私の経験から学んできたことに照らし合わせて、「それはとてもすばらしいことだ」と確信をもってフィードバックしてあげたいという気持ちである。

そうした思いをこめて、ここに看護学生六人のエッセイを取り上げて、あらためて一篇ずつ論評したいのだが、まずは学生のエッセイを読んでいただこう。

看護師さんごっこでわかった〝頑張る力〟を引き出す看護

東海大学医療技術短期大学看護学科三年（投稿当時）　谷野　真衣

三年生の実習も中盤にさしかかった九月。夏のにおいがまだ残る中、秋の風が訪れはじめていた。小児看護実習がはじまり、六歳の長期入院の女の子を受けもたせていただいた。Aちゃんは《ケロタン》という新しくはないが、どこか愛らしいぬいぐるみの人形をいつも手にしていた。ケロタンはAちゃんが闘病生活を送るうえで欠かせない重要なパートナーであった。Aちゃんは薬を飲むのが大嫌いで飲むまでに時間がかかり、薬を飲む時は顔をしかめ泣きそうになっていた。そして私はAちゃんが嫌いな薬を早く飲むためにはどうしたらいいのかいつも考えていた。

私は一人で遊んでいるAちゃんをみて「大きくなったら看護師さんになりたい」と言っていたことを思いだした。「Aちゃん、看護師さんごっこをやらない」と言うと、満面の笑みで「やるー！」という元気な返事が返ってきた。この看護師さんごっこの場面を通しAちゃんの薬の嫌いな理由や、Aちゃんなりの内服の方法を知る機会となった。

私はプレイルームから玩具の救急箱をもってベッドサイドに行った。救急箱をみるとAちゃんは嬉しそうにそれをすぐに手にとり、箱の中のものを取り出し、ベッドの上に並べはじめた。そして看護師さんごっこが始まった。ケロタン（私）が患者役、Aちゃんが看護師役となった。風邪をひいたケロタンが病院にいくと、Aちゃんは救急箱の中から体温計をとりだし、体温を計る真似をし「お熱ってどのくらい？　何てかく？」と私にこっそりと聞き、私が「三十七度」というと、ベッドの上にあった折り紙の裏に37と書いた。次は玩具の注射をとりだし、「お注射しますね」とケロタンに注射をする真似をした。そして注射をした場所に「はい絆創膏」と言い絆創膏を貼る真似をし、優しく腕をなでてくれた。Aちゃんは看護師に注射をしてもらった時の体験を再現していたのだ。看護師の行動の一つひとつがAちゃんの体験として残り、看護師の行動が影響することを学んだ。

次に薬を飲む場面となる。Aちゃん「お薬飲みましょうね」、ケロタン「え～飲みたくないな……」と薬を嫌がる。「お薬飲まないと悪いとこよくならないでしょ」と声をかけてくれたが、「でも嫌なんだもん……」と嫌がると、Aちゃん「苦いのは嫌だよね、でも飲まないと！　ポカリもいっぱい用意しておくから大丈夫！　かけ声は何がいい？　十秒数えた後に一・二のケロタン？」と聞いてきた。ケロタン「わかったよ～それで飲んでみる！」。

一緒に「一・二のケロタン！」と言い薬を飲む。その後、Aちゃんは「はいポカリ飲んで！……がんばりましたね！」と言いながらケロタンの頭をなでてくれた。

何と！……薬が嫌いなのは苦いため、しかし病気を治すためには飲まなければいけないとわかっている。薬の苦味を消すためにはポカリスエットを飲み、苦い薬を飲むには覚悟がいる。だから、Aちゃんなりの決まった掛け声があるというAちゃん独特の方法や、飲んだ後には頭をなで誉めてもらいたいという思いがあるということがわかった。

私は薬を飲むことは治療のために必要であるということしか考えておらず、苦くて吐き気等の辛い副作用を伴う薬が嫌というAちゃんの思いを考えることができていなかった。いや、副作用があるのは知っていたが、苦いうえに飲んだ結果吐気を催すこともある薬を飲むということが、どんなに辛く飲むのに覚悟がいるかということまで考えられていなかった。この気づきから薬に関する知識をもつと同時に、子どもを患児という目でみるのではなく〝かけがえのない一人の人格をもった人間〟として尊重してかかわり、看るという大切なことに気づいた。そして今までの内服の場面を振り返ってみると、薬をスムーズに飲める時は看護師がAちゃんなりの克服方法を実施しており、なかなか飲むことができない時は「一・二のケロタン」というAちゃんの覚悟を決める掛け声がなかった。

内服にかかわらず病気をもつ子どもたちを支えていくためには、一人ひとりにあった方法が必要だと感じた。特に長期の内服や検査がくり返されると、それを乗り切るためのその子自身の克服方法が確立されていた。その方法に気づくためには一人ひとりの性格や思い、発達段階、好きなこと等さまざまなことに看護師が関心をもち、教科書には載っていない個別性のある看護を見つけ実施していく必要がある。そしてそのことが入院生活や辛い治療に対する子どもたちの〝頑張る力〟を引き出す看護へとつながるのだと思う。

看護師さんごっこの次の日がAちゃんとかかわれる最後の日であった。そして看護師が私から看護師に「声かけは〝一・二のケロタン〟でお願いします」と伝えた。そして看護師がAちゃんに「〝一・二のケロタン〟でいい？」というと、Aちゃんは「うん」と大きくうなづき目をつむった。私はAちゃんが薬を飲んだあと、苦味を消すために飲むポカリスエットを用意し、「ケロタンも私も応援しているよ」とAちゃんの小さな背中をさすった。看護師と一緒に「一・二のケロタン」とかけ声をかけると、同時に飲むことができた。そしてこのことを指導看護師に伝えると、「チームで統一できるよう伝えます」と言ってくださった。看護師長を始め病棟スタッフでAちゃんを〝かけがえのない一人の女の子〟として看ているということを強く感じた。

この場面では看護師間で情報を共有し個別にその人にあった看護を継続することの重要さ、そのことが治療に伴う苦痛の軽減につながることを学ぶことができた。

内服が終わり私とAちゃんと二人になったとき、Aちゃんが看護師さんごっこで薬を飲み終わったケロタンに対し頭をなでてあげていたことや、他の子どもが看護師に抱っこしてもらっているのをみて「いいなー」とつぶやいていたことを思いだした。そこでAちゃんに「お薬飲めたね、すごいね！　ぎゅってしていい？」って聞くと、満面の笑みで「うん、して！」と返ってきた。Aちゃんを思いっきり抱きしめると、Aちゃんも思いっきり抱きしめてくれ、Aちゃんの温もりが伝わってきた。

『看護教育』第五十巻八号

（現在、東海大学医学部付属病院勤務）

共感的態度で

自衛隊中央病院高等看護学院二年（投稿当時）　佐藤　美幸

一人でひとりの患者さんを受けもつ、初めての実習。実習先は外科病棟。患者さんは老年期の方だった。

ぶつかった壁はやはりコミュニケーション。身近にお年寄りと呼べる存在がいなかった私は、高齢者の方と話をすることに慣れていない。しかし、人と話すこと自体が苦手なわけではないので会話はなんとかつづく。いわばキャッチボールはできる。問題はその先。患者さんは皆七十代、八十代で、私の何倍も長い人生を歩み、私の何倍も多くの経験を重ねてこられた方々だ。その話の中には、戦争の苦しみ、家族や友人の死、自分の病気のことなど、私が経験したこともなくまた想像すらできないこともたくさんあった。私は相手がどのような思いでその話をしているのかがわからず、またどう反応したらいいのか、相手がどのような反応を期待しているのかもわからなかった。とりあえず投げ返すことができても、どういうふうに、どこに投げるべきかがわからないのだ。

そんな時、教科書によく「共感的態度で」という言葉が載っていることを思い出した。とっさに実践。ある患者さんが、これから受ける手術について話された時は、「そうですね、不安ですよね」と。

手術後に傷について話された時は、「そうですね、痛いですよね」と返した。

ところが、その患者さんはどちらの返事にも話の流れとは一転して、「いや、そうでもない」等と言う。また、ご家族が亡くなられたことについて話された時は「辛かったでしょうね」と返した私に、「いや、苦しみながら長生きするより、若くてもポンと逝ってしまったほうがよかったんだ」と言うのだ。これは予想外の展開。家族だからこそ言える台詞。他人の私が「そうですよね」等と共感してよいものか。

私は、「そうですか……?」と、再びとりあえずの返事をするしかなかった。共感的態度作戦、失敗か。

学校に帰り、考えてみた。まず「そうでもない」と返されたことについて、他の患者さんと比較してみる。その患者さんの前に受けもったもう一人の患者さんは、手術は怖いと言っていたし、手術後の傷についても痛みがあり辛いと訴えていた。しかし、今回の患者さんは手術や傷の話をしながらも、怖くも痛くもないという。何が違うのか。そしてはっとした。自分の中に、それらの物事に対する固定観念があったことに気づいたのだ。

「手術は誰でも怖いもの」「傷はどれも痛いもの」という考えだ。患者さんとの会話を思い出してみる。〝どういう手術か〟という話はしていたが、〝怖い〟とは言っていない。〝傷跡が気持ち悪い〟とは言っていたが、〝痛い〟とは言っていない。患者さんはそのままの気持ちを伝えていただけなのに、「普通は」という考えに囚われた私が、患者さんの言葉を無意識に曲げていたのだ。不安や痛みはその患者さんの心情ではないから、それを思いやったところで共感したことにはならない。その患者さんの訴えは、もっとべつのところにあったのだ。

さらに、患者さんが言ったことすべてに、「そうですね」と答えることもまた共感とは言えない。真に共感するためには、「その人が今何を感じているのか」「今その話をする理由は何なのか」をよく見極めなければならなかったのだ。

では、家族の死についてはどうか。私は、「辛かった」と返すべきだったのか、それとも「苦しむよりよかった」と返すべきだったのか。しかし、これについてはいくら考えても一人で答えを出すことはできなかった。家族を亡くしたことのない私にとって、その複雑な心情を推測することは難しい。そんな時、看護師さんの言葉の中にヒントを見つけた。

学生カンファレンスでの看護師さんの言葉だ。

「皆さんの意見は、こちらが一方的に判断しようとするものが多かったようです。私たち看護師も何かと推測ということをしがちです。先のことや隠れているものを見つけようとするからです。

しかし、その推測が必ずしも正しいとは限りません。特に人の気持ちは完璧にはわからないので読み間違えることもあります。一番早くて確実な方法は、患者さん自身に聞くこと。

〝どうされましたか?〟とオープンクエスチョンで聞く。そうすれば患者さんは意外に語りだしてくれるもの。もし話したがらなかったとしても、それもまた一つの答えになります」。

なるほど、と思った。言われてみれば簡単なことなのに、一人では気づくことができなかった。私は足りない技術を補おうと、見えないものばかり追いかけていたようだ。人の気持ちはわからないことのほうが多い。それは看護師だけではなく、人間誰もが感じていること。それをわかった振りをして「そうですね」と答えたところで、その言葉はとても軽薄なものになる。患者さんはそんなことではなく、真剣に話を聞こうとするその真摯な態度を望んでいるのだ。これを先に述べたコミュニケーションの問題に当てはめてみると、大切なことが見えてくる。「わかることではなく、わかろうとすることこそ重要」ということだ。教科書に載っていたのは、「共感する」ではなく、「共感的態度で」という言葉ではなかったか。

今回の実習では、技術はもちろんコミュニケーションについての学びがとても大きかった。退院の日、たいしたこともできなかった私に、「たくさん話を聞いてくれてありがとう。それでとても助かったのよ」と言って手を握ってくれた患者さんの笑顔が忘れられない。看護という道を選んでよかったと心から思える瞬間だった。学生の受け入れを断られる方が増える中、未熟な私をそばにおき援助させてくださった患者さんには本当に感謝している。一方で、そんな患者さんに満足な援助もできず、何も返すことができなかった自分を情けなくも思った。

これからたくさん勉強をして実習をして、知識で技術で、身体面で精神面で、患者さんに少しでも多くの「何か」を返せるよう努力したいと思う。

『看護教育』第四十九巻八号

（現在、自衛隊札幌病院勤務）

夏休みのちいさな出会いから

奈良県立奈良病院附属看護専門学校二年（投稿当時）　髙尾　智美

Mさんと出会ったのは夏休みの病院アルバイトの時だった。何もかもが初めての空気に少しずつ慣れはじめたころ、車椅子での散歩を頼まれるようになった。車椅子を動かすことは学内で少し演習しただけで不安もあった。最初のうちは先輩が率先して行ってくれていたのだが、病棟の忙しさから先輩が不在になることも多くなってきた。そんな時だった。

緊張いっぱいで病室を訪れたとき、Mさんは少し険しい表情でベッドに腰かけていた。私は恐る恐るであったが思いきって声をかけた。

「Mさん、お散歩行きましょうか」。少し間をおいて、Mさんは車椅子にゆっくり移った。

「よっしゃ、行こ」。

こうして始まったMさんとの〝散歩〟。一階のベンチに座り「ほんまはアカンねんけどな」と、リラックスした様子で煙草を吸った。

Mさんは食道がんだった。私自身が車椅子を移動させることに精一杯で、Mさんとは「行きましょか」「よっしゃ」「今日は晴れてて気持ちいいですね」「ほんまやなぁ」――そのくらいの会話しか初めはできなかったが、日が経つごとに言葉の数も増えていった。

何気ない会話であったが、夏の日差しを遮る食堂の赤いパラソルの下でおだやかに時間が流れていた。いつからか一階の喫煙ベンチより、食堂のテラスのこの場所のリクエストが多くなっていた。連日つづく暑さの中だったが、テラスでのMさんの表情は病室のベッドで初めて対面した時とは違い、清清しく、無邪気な笑顔もこぼれていた。

「ご気分、だいじょうぶですか。そろそろ戻りましょうか」「もうちょっとな」。もう一本煙草を取り出していた。

風の強かった日には、たたんでいたパラソルを食堂のおばさんに立ててもらったこともあった。Mさんは赤いパラソルの下が好きだった。

「病室におるとな、気がおかしなるわ」。Mさんは言った。Mさんの妻は老人ホームで暮らしており面会に来る人は誰もいなかった。「今日も頼むわな」「そしたら二時くらいでもいいですか」。Mさんはうなずいた。約束通り病室を訪れるとニッと笑った。

アルバイトは緊張の連続で家に帰ればすぐに眠ってしまう毎日であったが、Mさんとの散歩のときはそれも少し緩やかになり、病棟とは違う空気を私自身、感じていた。

「そうなんか、今日で終わりなんか。――いい看護婦さんになってや。また遊びにきてな」「また、お会いしましょね」。こうして夏のアルバイトは終わりを迎えた。

それから二か月が経ち、夏休みに通ったベンチを通りかかる機会があった。Mさんが座っていた。Mさんを知るクラスメートとうれしくなってかけよると、白衣でない私たちを前に一瞬間をおいて、「おぉ、久しぶりやなぁ」とニッと笑った。

「メガネな、直ったんやで」――夏休みに眼鏡フレームが壊れて、級友が調達してきてくれた特殊テープでなんとかつなげて修理したことがあった。〝修理〟とは程遠い代物であったが、彼女と四苦八苦しながら形にしたことを覚えている。一時帰宅のときに直してきた、とちょっと得意気に話してくれたのだった。「旅行は楽しかったか？」――夏休みに友達を訪ねる話を覚えてくれていたのだった。

Mさんは移動式の支柱台をもって一人で一階に来ることができるようになっていた。私はそのことがとてもうれしかった。支柱台には初めて見た、ひときわ大きな点滴バッグが吊るされてあり、Mさんは煙草をくゆらせながらそれを見上げていた。「またな」「はい、またお会いしましょね」。別れ際のMさんは夏休みと同じ笑顔だった。

さらに二か月、冷えた空気で気持ちが引き締まる季節になり、初めての臨地実習を迎えていた。実習病棟のすぐ隣がMさんの病棟だった。一週間の実習があっというまに過ぎてゆき、最終日の午後、実習を終えての面談を待ちながら私はカンファレンスノートをまとめていた。

「Mさんに偶然廊下で会ってん。今、談話室にいてはるねん。はやく、はやく」。級友もまた、折にふれてMさんの容体を気にかけていた。彼女もMさんと偶然出会えたことがうれしくて仕方ないようであった。

談話室の大きな窓のそばの長椅子にMさんはちょこんと、座っていた。

「おぉ、元気やったか」「はい、元気でがんばってます。Mさん、具合はいかがですか」。話そうとするMさんは、痰がからみ言葉にならなかった。思わずMさんの背中に手をあてた。かたい背骨が手にあたった。

私はこのときの会話を思い出すことができない。ただ、Mさんの小さな背中の感触だけを覚えている。

面談の時間が迫っていた。「また、お会いしましょね」。Mさんのそばには売店で買ってきた小さな袋に入った菓子パンがあった。私は夏に売店でカステラかあんぱんか何度も迷っていたMさんを思い出していた。ふり返った時のMさんはやはり小さくて、ちょこんと座っていた。

一人そばに残った級友から、その後、Mさんが泣いていたと聞いた。どのような思いがMさんの頭をよぎっていたのだろう。私にははかりしれない長く重なり合ったMさんの歴史の上の何か、小さな一点がそこにあったのだろうか。

冬休みも間近に迫った日の放課後、級友が泣いていた。「Mさん、亡くなったんやって」。

それは、談話室で会った日からまもなくのことだった。私は自分でも不思議なくらい何の感情もわいてはこなかった。とても静かだった。長椅子に座る小さなMさんの姿だけが思い浮かんでいた。その光景もまた、とても静かだった。級友に何か声をかけたいと思ったが、何の言葉もみつからなかった。

帰り道、自転車をこぐ私の頭にはさまざまな瞬間に垣間見たMさんのニッと笑うその表情が映り、消えていった。目の前の景色がぼやけて見えた。

短い夏に出会ったMさんの、時折見せてくれたその表情を忘れることはない。そして忘れてはいけないとも思う。これから出会うであろう辛い病いを抱えた患者さんが、あの夏のMさんに似たおだやかな表情を向けてくれるような看護師になりたいと今、改めて思っている。

『看護教育』第四十八巻八号

（現在、奈良県立奈良病院勤務）

支えることは、支えられること

茨城県立中央看護専門学校看護学科二年（投稿当時）　佐藤奈緒美

私は実習で、たくさんの患者さんと出会った。特に心を動かされたのは、下咽頭がんで手術をしなければ根治は難しいと告知されたＡさんを受けもった時だった。Ａさんは声帯までがんが浸潤し、リンパ節転移があった。医師からは手術によって失声すること、永久気管孔の造設が必要なことも説明されていた。しかし、Ａさんは声を失いたくなく、「病気は治したいけど、手術はしたくない」と放射線療法での治療を望んでいた。

受けもった当初、Ａさんは放射線療法と化学療法を受けていた。Ａさんは私を快く受け入れてくれ、明るく社交的で、一見どこが悪いのかわからないくらい元気な方だった。しかし、一方で、告知を受け、治療を選択しなければならない現実に人生の先が見えなくなった思いを「鉄のカーテンで閉められたようだ」と話してくれた。

ある日、気分転換を兼ねて屋上に散歩に行った。その時、Aさんは放射線療法での根治を望み、手術には否定的な思いを話してくれた。また、「こんな病気になると思わなかったな」「治療を受けるけど、手術をして声が出なくなったら話したいことも話せないから、嫌だな」など、声を失うことに強い不安を抱いていることがわかった。声を失うということは絶望感に襲われるような気持ちだと思う。話せなくなることがどれだけつらいことなのかを考えると、私には想像もつかない、心が裂かれるような不安をAさんは感じていると思った。

私は、毎日かかわり、Aさんのさまざまな思いを知った。私の中でもAさんの意思を大切にしたい思いと、根治してほしいという思いがあり、葛藤していた。しかし、治療の選択で葛藤しているのはAさんであり、自分の納得のいく意思決定ができるようにAさんの気持ちを大切に支えなければと思った。治療についてのAさんの考えを傾聴し、現在病気を治すために治療を受け、頑張っていることを振り返れるように話した。また、私もAさんと共にいること、一人ではないことを伝え、Aさんが気持ちを打ち明けられるように努めた。

ある日、Aさんは同室の永久気管孔造設をしている患者さんを見て、「あの人みたいになっちまうのか。あんなのつけてまで生きなきゃなんないのか。死んだほうがいいな。俺は放射線療法だけ受けてあと五年も生きればそれでいいんだ」と言った。私は思わず、「でもAさんにはもっと生きてほしいです」と言葉にしていた。Aさんは頷いたが表情は堅かった。私の「生きてほしい」という言葉で葛藤を助長させてしまったのではないかと感じ、後悔した。今、Aさんに私ができることは何かと考えた。

実習も中盤にさしかかった日、屋上のベンチで、私は「Aさんは今何が一番心配ですか？」と声をかけてみた。「やっぱり手術のことだなぁー」と言い、「でもな、治す気持ちがあるから病院に来ているんだもんな」とつづけて、「人生に悔いはないけど人生一度きりだからもう少し好きなことして、遊んで、やりたいことやりたいからな」と話した。Aさんに、根治治療を受けたいという思いが強くなっていることに気づいた。

しかしその翌日、Aさんは診察を終え、目に涙をためながらはりつめた思いを言葉にし、「俺だって手術して完璧に治したい……。でも……」と話し、涙を一粒流した。部屋のカーテンを閉めると不安な思いが爆発するように涙を流した。Aさんの張り裂けるような辛い思いが伝わってきた。そして私も一緒に泣いてしまった。「毎日一緒にいて辛い気持ちが伝わってきて、私は一緒にこの辛い思いを乗り越えていきたいって思っています。Aさんには、家族も奥さんも私もいるので一人ではないですからね」とAさんを支えたい一心で伝えた。この場で私が泣くことはよくないとわかっていても涙が流れた。Aさんは私に「泣かせちゃってごめんな」と言ってくれた。

その日からAさんの「俺は手術はやらないで放射線療法で治していく」という強い意思がくり返し聞かれた。葛藤を経てAさんが決めたことであり、今日の日まで悩んで悩んで出した答えなのだと思った。私はAさんの気持ちをそのまま受け止めたいと思った。

実習最終日を迎え、私はいろんな思いがめぐり、また涙してしまった。Aさんと共にした十二日間の中で、私のAさんに対する思いは強くなっていた。私は、病気を完治してほしいという気持ちを強くもっていたが、Aさんの意思を一番に大切にしなくてはならないのだと学んだように思う。

Aさんは、私がいる前で教員に、実習の終わった学生と別れてしまうことを「腕をもぎとられるような思いだな」と話してくれた。その言葉を聞き、私はAさんに寄り添うことができたのかなと思った。看護は、知識や技術を学ぶことはもちろんのこと、患者さんの精神的な支えになることや患者さんにとっての看護者の存在はどのような意味があるのかを学ぶことだと思う。そのことは、患者さんとの出会いがあるからこそ、学び得られることである。

この体験を振り返るとAさんを支えようとしていた私は、Aさんに支えられていたのだと思う。Ａさんに心から感謝している。

（現在、財団法人太田綜合病院附属太田西ノ内病院勤務）

『看護教育』第四十八巻八号

役割の変化に目を向けて

出水郡医師会准看護学校二年（投稿当時）　佐潟　佳一

私には、現在も実習や仕事の中で意識していることがある。患者さんを看護させてもらう際に、その人が生きてきた歴史を、その人が生きてきた背景を知って、援助させてもらうということだ。

基礎実習Ⅲにおいて、七十歳台のＡ氏を受けもった。Ａ氏は、半年前に右肺下葉切除術施行後に気瘻が形成され、膿胸を合併。その二か月後、開胸術が施行されることになり、保存的加療目的にて入院となった。

実習初日、A氏の病状は慢性に経過していたが、包帯を取ると肺胞が見える状態であった。瘻孔は、生食ガーゼにて腔の清浄化が図られており、挨拶のために訪室した際も、ちょうど包帯交換が終わったところだった。挨拶と自己紹介がすみ、そのままA氏とコミュニケーションを図ろうとした時、「なんだ、男の人だったのか。学生さんだから、訊きたいことがあれば何でも答えるよ。だけど呼吸が苦しいから、長くは話せないけどいいかね」とA氏から言われた。その後は努めて笑顔で、また呼吸苦の訴えに配慮し、時間を意識しながらコミュニケーションを図った。

それから一週間、バイタルサイン測定や環境整備、清拭などケアを行う際も会話をしながら実施したが、話はよくしてくれるものの、笑顔はなかなか見られなかった。A氏は最初に言われたように、私が訊くことに関しては、たとえば入院前は会社社長であり、PTA会長などの経験もあること、また長期にわたる喫煙により、肺がんになってしまったことなどいろいろ話してくれる。しかし、必要以上のことは話さなかった。

たしかに肺の影響で呼吸が苦しくなるのだろう。けれど私も、決して質問形式だけで話をしていたわけではない。A氏の呼吸状態や疲労感、会話に要す時間などに配慮してコミュニケーションも図れていたと思う。しかし、どんなに笑顔で接しても、心の通い合うような瞬間はなかったし、感じられなかった。お互いに話をするのに心の通い合いがない状況だった。これにはとても疲労感を覚えた。こうして書いてみると、A氏の状態に配慮したと先に述べたが、もしかすると、A氏もこの状況に対して、私以上に疲れを感じていたのかもしれない。

そんな時だった、学校から卒業式の送辞を依頼されたのは。翌日、いつものようにA氏のもとを訪れ、その話をしたところ、A氏が興味を示して、細かく訊き返してきたのだ。PTA会長をしていたことは聞いていたので、A氏の表情や言動の変化を見て、思い切って送辞の文章を一緒に考えてもらえないかと頼んでみた。すると、初めてA氏が笑顔になり、「もう何年も前だけど、私もPTA会長をしていた時は、よく挨拶文を考えて読んでいたし、いいアドバイスができるかわからないけど、私でよければ手伝おうか」。そうA氏は言い、右手を差し出した。私が両手で握り返すと、もう一度にっこりとほほえんでくれた。その時、やっとA氏と心が通い合えた気がした。

人は誰でも生まれた時からずっと、家族の中、また社会において何らかの役割を担って生活している。その役割を果たすことで皆、自分の存在を確認しているのだと思う。しかし、ある日突然病気になり、入院しなければならなくなることで、これまで果たしていた役割を果たせなくなる。特にその担っていた役割が大きければ大きいほど、患者さんの受ける喪失感や失望感も大きなものになるはずだ。

おそらく、A氏の入院に伴うストレスや不安も当然大きなものだったと思う。それと同時に、それまで担ってきたさまざまな役割を果たせなくなったことへの、自分に対する葛藤もあったのではないかと思う。そこで、A氏が私に指導する側としての役割、私はA氏に指導してもらうという役割が生まれ、結果として、それがA氏への精神的ケアにつながったのではないかと思う。

この実習では、改めて患者さんの歴史や生活背景、それに伴う役割などに配慮しながらケアを行う重要性を再認識することができた。これは、今後も私の看護の基本になっていくと思う。

実習最終日、A氏から次の言葉をもらった。「人と接する時、誰も相手の本心を知ることはできないんだよ。本人にしかね。でもね、相手の気持ちをわかろうと努めることはできるんだよ。君にはそういう看護師になってほしい」

これから先、さまざまな困難にぶつかることになると思うが、このA氏からもらった言葉を胸にがんばっていきたい。

『看護教育』第四十七巻八号

（現在、医療法人吉祥会介護老人保健施設ニューライフいずみ勤務）

強い不安と身体的苦痛のある終末期患者の看護

そばにいることの意味

兵庫県立厚生専門学院看護学科第一部三年生（投稿当時）　奥野　紗織

はじめに

終末期にある患者は、身体的な苦痛の緩和と同時に精神的な支えを必要としている。できるだけ安心感をもってもらい、死に対する不安や恐怖を緩和するために、患者のそばにいて時間を共有することが大切である。また、死を迎える時に、自分の生涯を意味のあるものとしてとらえ、生を全うするためには、どのような環境にあってもその人らしい生活を取り入れることが必要である。

今回の実習で、会話のできないA氏のそばにいることでA氏らしさを知り、援助にもそれを取り入れた。A氏とのかかわりをとおして、「そばにいること」の意味、またその人らしく過ごせることがターミナルケアにとって重要であることを学べたので報告する。

なお、ここで取り上げた事例において個人が特定されないように変化を加えた。また、実習病院では、患者さんの本研究への同意を得ている。

事例紹介

A氏は七十歳台の女性である。舞踊の先生で、弟子や仲間がよく見舞いに来ており、「とても綺麗な人で、扇を舞わすのが上手な人だった」と話していた。親類は、「きっちりした性格で、着物を着こなす綺麗な人だった」と話していた。

現病歴は、肺がん、がん性髄膜炎である。発語はないが、時折「はい」と返事をすることがある。視線をあわせることや、問いかけに対してわかったような表情や手を握り返すことができる。痛みや呼吸困難による苦痛が強い時は手を強く握り、体を激しく動かす。常に喘鳴があり、喀痰も多く、自力で喀痰することができなかった。三十八度台前後の発熱が頻回に見られた。

本人・家族には、疾患について告知されている。家族には予後についても説明されている。

看護の実際

受けもち一日目：私は、A氏には死の受容に対して葛藤と不安があるのではないかと考えた。それは、入院直後から急激に意識レベルが低下し、現状に至るまでの時間が短期間であったからである。また、A氏は呼吸困難や、髄膜刺激症状による頸部痛に苦痛を感じていた。そのような症状は不安や恐怖感の原因になると思われたので、できる限りA氏のそばで過ごそうと考えた。

受けもち二日目：朝から発熱して傾眠傾向であったが、声かけに「はい」という返事があった。私はベッドサイドに座り、A氏の手を握っていた。ボルタレン坐薬で解熱したため、全身清拭を行った。その後、A氏が私の手を握って離そうとしなかったため、不安を感じているのではないかと思いそばにいた。

受けもち三日目：午前九時の検温の際は特に異変がなく、意識もはっきりしていた。手を握る力がいつもより強かったので、「今日も一日そばにいますね」と声をかけると、A氏は安心したように目を閉じていた。発熱がなかったため、全身清拭と陰部洗浄を行った。全身清拭の準備を行う際、A氏のもち物には化粧品が多く、床頭台の中には化粧水がきっちりと並べられていることに気づいた。また、A氏の手は握っていることが多いため、手指の汚染が著明であることに気づいた。口臭も気になった。

たくさんの化粧品があること、物品が整理整頓されていること、舞踊の先生をしていたことなどから、A氏は身だしなみにとても気をつけていたのではないかと考えられた。

そこで、顔面清拭をした後に化粧水で肌を整えようと考えた。また、皮膚の汚染や口臭はA氏にとって不快であり、本来のA氏の姿ではないのではないかと考え、毎日口腔ケア、手浴を行うことにした。私は、清拭と陰部洗浄が終了した後もベッドサイドに座っていた。

すると、喘鳴が激しくなり、表情が変わった。S_pO_2が六十一パーセントまで低下したため、吸引と酸素吸入をしてもらった。その間、A氏の汗や涙を拭いたり手を握ったりしながら声をかけつづけた。その後、A氏の呼吸状態は安定した。私はこの時、「A氏のそばにいてよかった」と思った。

受けもち四日目：朝一番に顔面清拭と手浴、口腔ケアを行った。化粧水をつけると顔色がよくなり、A氏がもっていたデンタルリンスで口腔ケアを行うと口臭も軽減された。一緒に援助していた教員や学生から「Ａさん、綺麗になりましたね」と声をかけられると、Ａ氏は涙をにじませた。援助している時のＡ氏の表情はとても穏やかで、状態の変化も見られなかった。

午後から、家族に会うことができた。私は、Ａ氏らしい時間を過ごしてもらいたいと考え、Ａ氏の生きがいであった舞踊の音楽を聴かせてあげたいと家族に伝えた。家族は承諾してくれて、テープを持参してもらうことになった。

受けもち五日目：喘鳴が著明で、S_pO_2は八十パーセント台にまで下がり、視線をあわすこともできなくなっていた。どのような時もＡ氏らしい生活を送ってもらいたいと考え、朝の整容を行った。口臭や皮膚の汚染を取り除き、肌も清潔に整えた。

物品を片付けて部屋に戻ると、発汗が著明で、目には涙がたくさん溜まっていた。S_pO_2が七十パーセント台にまで下がっていたため、酸素吸入と吸引が行われたが、状態は安定しなかった。私はＡ氏のそばにいて汗をふいたり手を握ったりしながら、声をかけつづけた。

Ａ氏はその後間もなく亡くなられた。化粧をし、着物を着て足袋を履いたＡ氏は、生前の姿を思い起こさせるような姿であった。家族も「綺麗にしてもらって。生きているみたいね」と涙を流していた。そしてＡ氏の夫が最後に「ありがとうございました」と涙声で言ってくださった。

評価・考察

ほとんど無症状で入院したA氏は、二か月あまりで急変し、自分で語ることも動くこともできなくなってしまった。A氏には呼吸困難と強い痛みがあったので、死に対する不安や恐怖も生じていたのではないかと思い、できる限りそばにいようと考えた。痛みというのは、人間にとって最大の苦痛であり恐怖である。不安や恐怖心が増大すると、痛みはさらに増強していく。また、呼吸困難は死への恐怖を生じやすい。患者のそばに座り、訴えを十分に聞き、患者の不安を共感して、できるだけ一人にしないようにした。

私は「Aさんのためになにができるのだろうか」と考えながら、A氏の手を握り、そばに居つづけた。A氏が急変した時に誰もいなければ、A氏は、気持ちを訴えることができずに呼吸困難で苦しみ、不安や恐怖にさいなまれたであろう。また、そばにいたことで、A氏のもち物や家族・親族・友人たちの会話から、A氏の本来の姿を知ることができた。〝その人がその人らしい生を全うするのを援助する〟のが終末期における援助の基本理念である。A氏のそばで過ごす時間を長くし、家族や友人たちとコミュニケーションをとることで、舞踊が生きがいであったことや、身だしなみにはとても気を遣い、綺麗にしていたということを知ることができた。

そのことから、私は毎朝の整容や手浴・口腔ケアを習慣づけて十分に清潔を保つようにした。これらの援助はA氏にとって安楽な援助であり、自分らしい生活を一部でも取り戻せたと思ってもらえ、そのことに私自身も喜びを感じることができたのではないかと考える。

また、A氏の一番の生きがいであった舞踊を援助に取り入れ、よりA氏らしい時間を過ごしてもらいたいと思い、舞踊の音楽を聴いてもらうことを計画した。舞踊の音楽を聴きながら、元気だった頃の自分の生活を振り返り、今まで生きてきた人生を肯定的に捉えてほしいと思った。ライフレビューは一般的には他者に語ることで行われるが、語ることのできないA氏は舞踊の音楽を聴きながら、自分の中で反芻しながら過ごすことで、安楽な時間が過ごせるのではないかと考えた。

家族や舞踊の仲間に「A氏にテープを聴かせてあげたい」と話すと賛成してもらうことができた。実施には至らなかったが、その話を聞いてA氏は涙を流された。A氏の死をとおして看取られる者・看取る者が共に死を学び、成長することの意味を学ぶことができたように思えた。ターミナル期における看護では、その人の最期にかかわることに責任をもち、またその人が自分らしく過ごす時間をもてるようにかかわることが一番大切なのではないかと考える。

おわりに

今回、A氏のケアをとおして、そばにいることの意味、その人らしさを支える援助について学ぶことができた。人生で一番大切な時期にかかわらせていただいたことに感謝し、患者さんからの学びを忘れず、さらに看護を深めていきたい。

●参考文献

(1) 柏木哲夫、生と死を支えるホスピス・ケアの実践(朝日選書341)、朝日新聞社、1987。
(2) 岡堂哲雄・鈴木志津枝編、危機的患者の心理と看護(シリーズ患者・家族の心理と看護ケア)、中央法規出版、1987。
(3) 岡堂哲雄ほか、患者ケアの臨床心理　人間発達学的アプローチ、医学書院、1978。

(現在、公立学校共済組合近畿中央病院勤務)

『看護教育』第四十六巻八号

学生エッセイへの論評

以上の六篇を、読者はどう読んだだろうか。他者の文章をどう読むかは、読む者の仕事の経験や立場や現在の職場の状況（学生であれば学内の状況）、さらには人生観や職業観によって、かなり違ってくる。絶対的な評価基準などはない。以下は、私の感想であり論評である。

ケロタンへの着目

谷野真衣さんの「看護師さんごっごでわかった〝頑張る力〟を引き出す看護」は、いわゆる難かしい患者とのコミュニケーションを取るにはどうすればよいかという難問の解決案を探るには、もはや教科書の枠内での思考では、まるで役に立たない。患者の個性に着目して個別性の豊かな対処が、どうしても必要になってくる。そのことをみごとに乗り越えたのが、谷野さんだった。

長期にわたって入院生活をしている六歳の女の子Aちゃんは、薬を飲むのが大嫌い。誰だって、薬を飲むのはにが手だ。まして子どもであれば、いやがるのは当然。決断するまで時間がかかり、いよいよ飲む時には、泣きそうになるという。このような場合、親であれば、「飲まないと、病気がもっと悪くなって、おうちに帰れなくなるよ」とか、「お薬を飲まないと、おやつあげないよ」などいわば脅して、無理にでも飲ませようとするだろう。

谷野さんは、脅したり叱ったりするのでなく、Aちゃんがすすんで薬を飲むようになるには、どのように働きかければよいかを考えた。そう、「考える」ということが、まず第一に大事なことなのだ。そんなことは、看護マニュアルには書かれてない。医師の指示書に従って、決められた時間に決められた薬を飲ませるということしか、業務の任務としては決められていない。

薬を飲ませる度に、谷野さんはどうしたらいいかいつも考えていたという。

しかし、「考える」だけでは、答えは得られない。Aちゃんの性格やベッドでの遊び方や好き嫌いなどについて、観察しなければならない。しかも、愛情をこめてである。愛情がなければ、何とかしてあげようと本気になって考えることをしない。谷野さんは、その点においてひたむきだった。すんなりと薬を飲むには、本人がその気にならなければならない。そういう自覚をもたらすものを探さなければならないということになる。

谷野さんの頭に、いい考えがひらめいた。Aちゃんが「大きくなったら看護師さんになりたい」と言っていたことを思い出したのだ。

「Aちゃん、看護師さんごっこをやらない」と聞くと、Aちゃんは満面の笑みを浮かべて、「やるー！」と返事をした。

看護師さんごっこにからめて、谷野さんがもう一つ目をつけたのは、Aちゃんが手から離さないでもっているぬいぐるみの人形ケロタンだった。ケロタンが辛く寂しい入院生活の中で、心の支えになっているように、谷野さんには思えた。この観察力は重要だ。健康な子でも、幼い時期には、何か一つ、ぬいぐるみの人形とかおもちゃなど、強い愛着をもつものを、いつも手から離さないで、どこへ行く時でももち歩く。とくに寝る時には、抱いたり枕許に置いたりする。そうすることで、安心感を獲得している。まして病気で入院している子になれば、夜は母親がいなくなるのだから、心を支えてくれる何かが必要になる。

ある少女の場合、中学生時代にものが食べられなくなって、いのちさえ危くなってきた。その危機の中で少女を支えたのは、ずっと飼っていたハムスターだった。両手の中に入ってしまうような可愛らしいハムスターが、彼女の心の中で、いつもクルクルと車を回わしつづける存在だった。「生きるんだよ、生きるんだよ」と、心を支えつづけてくれたのだ。そして、ある日、彼女に、暗い雨雲が去っていくかのように、「食べる」という力が甦ってきたのだ。

人間の心と体というものは、相互に深くかかわり合う不思議なものだと思う。科学では説明できないものが、そこにはある。科学の論理に合わないことが、人間の心といのちにはいっぱいある。それは、別の視点から言うと、マニュアル化しにくい領域である。でも、人間にとって大事なことなのだ。医療者は、そういう人間の側面に気づくかどうかが問われる場面があるのだ。「臨床の知」とは、優れて感性が問われる領域と言える。

ロールプレイの劇的な力

谷野さんが思いついたのは、Aちゃんに看護師になってもらい、自分は小児の患者役を演じるというロールプレイだった。ロールプレイとは、他者の役割を自分が演じることによって、普段なかなか気づいたり思いやったりすることのできない相手の気持ちを察知できるような感性を引き出し、ひいては自分自身のことを見つめ直すきっかけをもたらすという点で、なかなかに有効な方法だ。

谷野さんは、単なる患者ではなく、Aちゃんの大好きなケロタンの役を演じることにしたのだ。つまり、ケロタンが病気になって病院に行くという設定だ。谷野さんが玩具の救急箱をもってくると、Aちゃんは箱の中のものを取り出して、ベッドの上に並べる。そして、ケロタン(実は谷野さん)の熱を計り、注射をすると、いよいよ「お薬飲みましょうね」と言う。Aちゃんは、いつも看護師のやることをよく見ているのだ。

ケロタンは、「え～飲みたくないな……」と嫌がる。すると、こう言うではないか。「お薬飲まないと悪いとこよくならないでしょ」と。子どもは、何もわかっていないと大人は思いがちだが、そんなことはない。細かいところまで見つめ、聴いている。

ケロタンがそれでも「でも嫌なんだもん……」と嫌がると、「苦いのは嫌だよね、でも飲まないと！　ポカリもいっぱい用意しておくから大丈夫！　かけ声は何がいい？　十秒数えた後に一・二のケロタン？」　何とかけ声まで提案してくれるではないか。大事なケロタンが患者なのだから、Ａちゃんも懸命に知恵を絞ったのだろう。ケロタンもポカリの甘味の魅力と「一・二のケロタン」のかけ声のもたらす勇気によって、ついに決心して、薬を飲む。ケロタンがおいしそうにポカリを飲むと、Ａちゃんは、「がんばりましたね！」と言って、ケロタンの頭をなでてくれる。谷野さんがケロタン役をしたのは、大成功だったと言えるだろう。

何のことはない、Ａちゃんはみんなわかっていたし、薬を飲むのを拒否しているわけでもなかった。Ａちゃんなりに、薬を飲むまでに気持ちを整え、決心するまでの時間が必要なだけだったのだ。看護師がそのことを理解して対応するのと、ただ機械的に「飲まないと病気が治らないよ」と言うだけで薬を飲ませるのとでは、子どもの病気に向き合う心を育てるうえで大きな差が出てくるに違いない。

実際に、谷野さんが看護師に、Ａちゃんに薬を飲ませる時には、「一・二のケロタン」という、覚悟を決めるためのかけ声が必要であると伝えると、看護師はそのとおりに実践し、Ａちゃんはかけ声と同時に薬を飲むことができたという。

谷野さんの気づきと看護師たちの実践は、小さなことのように見えるが、患者である子どもになってみれば、大きな意味をもつ。谷野さんは、Ａちゃんに薬を飲むことへの気づきをもたらそうと、ロールプレイという一計を案じたわけだが、そのことを実際にやってみると、Aちゃんの気づきを生んだだけでなく、谷野さん自身の、看護のあり方というとても大事な気づきとなってはね返ってきたのだ。ロールプレイというものは、実にダイナミックなものだ。

気づきの多重構造

谷野さんは、こう書いている。

〈私は薬を飲むことは治療のために必要であるということしか考えておらず、苦くて吐き気等の辛い副作用を伴う薬が嫌というAちゃんの思いを考えることができていなかった。(中略)この気づきから薬に関する知識をもつと同時に、子どもを患児という目でみるのではなく〝かけがえのない一人の人格をもった人間〟として尊重してかかわり、看るという大切なことに気づいた。〉

そして、こう論じるのだ。

〈(子どもなりに嫌いな薬を飲む方法を探しているのだから)その方法に気づくためには一人ひとりの性格や思い、発達段階、好きなこと等さまざまなことに看護師が関心をもち、教科書には載っていない個別性のある看護を見つけ実施していく必要がある。そしてそのことが入院生活や辛い治療に対する子どもたちの〝頑張る力〟を引き出す看護へとつながるのだと

思う。〉

谷野さんの気づきのプロセスを整理してみると、次のように七段階にもなっている。

(1)何とかAちゃんがすすんで薬を飲めるようになる方法はないかと、いつも考えていた。

(2)「大きくなったら看護師さんになりたい」と言っていたことにヒントを得て、看護師さんごっこのロールプレイを思いつく。

(3)Aちゃんがぬいぐるみのケロタンに強い愛着を抱いていることから、谷野さんは単に患者役を務めるだけでなく、Aちゃんが懸命に看護師役をするように、自分に大切なぬいぐるみケロタンの名をつけさせてもらう。

(4)看護師さんごっこを通して、Aちゃんが実は薬を飲むことの大切さをしっかりと理解していること、ただ、飲む決心をするまで時間がかかるのだということに気づく。

(5)Aちゃんの決心を促すには、「一・二のケロタン」というかけ声がとても重要であることに気づく。

(6)ロールプレイによって、自分のほうこそ、患者を見る眼について大事なことに気づいたこと。

(7)教科書に書いてある看護の方法は、一般論に過ぎず、臨床の現場では、患者一人ひとりの性格や思い、発達段階、好きなことなどを理解して、個別性のある看護を見つけ実施していく必要があるということに気づいたこと。

つまり、職業人として自分の感性や人間観や患者・医療者関係の取り方などについて高めていく「気づき」というものは、このように日常的に問題解決を目指して「いつも考えている」といういひたむきな姿勢をベースにして、愛と思いやりをこめて患者と接している中から生まれてくるのだと言えるだろう。その流れの全体は、優れた一篇の物語にさえなっている。そして、そのような実践の中でつかんだ「気づき」の経験は、印象が強いがゆえに、感性と思考の相互作用のプロセスとしてパタン化されて脳に刻まれ、次なる「気づき」をもたらすことになる。私はそうとらえている。

ちなみに、そのような「気づき」は、幼少期においても、絵本の読み聞かせをしっかりとやっていると、絵本の言葉や物語に自分の経験したことを重ね合わせて、自分を見つめるもう一つの自分の眼が芽生え、不得意なことや嫌いなことから逃げようとする自分の弱さに気づいて、心のもち方を変えようと決心するというような形で生まれるのだということを記しておきたい。私は荒川区の子どもたちから寄せられる絵本感想文の手紙から、そうした事例にたくさん出逢っている。

真剣に聞こうとする態度こそ

ほかの看護学生のエッセイについても，「気づき」という点に焦点を合わせて，注目すべき点を抜き出してみたい。

佐藤美幸さんの「共感的態度で」は，高齢のがん患者が手術を受けることになり，その話を聞きながら，教科書に書かれてある「共感的態度で（患者の話を聴く）」という姿勢を頭に浮かべて，「そうですね，不安ですよね」と言ったことの失敗を率直に反省したことを書いている。

患者は「いや，そうでもない」と言うし，ご家族が亡くなった時のことについて，「辛かったでしょうね」と言うと，「いや，苦しみながら長生きするより，若くてもポンと逝ってしまったほうがよかったんだ」と，予想もしていなかった言葉を返される。

佐藤さんは，「手術は怖いもの」「痛いもの」といった固定観念にとらわれて対応していたことに気づく。私はかねて取材記者や作家の取材の心得として，「人が感じたり考えたりしていることは，聞いてみないとわからない」ということを語ってきた。それは医療者の場合も同じだと思う。患者は重い病にとらわれて，心の中は揺れ動いている。相反することを同時に思って，葛藤を起こしていることも少なくない。日によって考えも変わる。それを白か黒かの固定観念でとらえようとしたのでは，患者の深い苦悩に思いを届けることはできない。

かつて慶應義塾大学の精神科助教授だった頃の故小此木啓吾先生は、学生の講義の最初に必ず「アイスクリームを食べない子」の例を掲げておられた。友達の家に幼い子たちが集まって遊んでいた時、その家の子のお母さんがみんなにアイスクリームを出した。ところが、一人だけ食べない子がいた。「なぜ食べないのか、理由を挙げよ」と学生に問うと、学生はそれぞれに理由を推測して答える。「食べたいという食欲がないから」「冷たいものを食べると下痢をするから」「よそで出されたものを食べるのはいけないと、家でしつけられていたから」「太りたくないから」等、いろいろ意見が出された。小此木先生はそれらの理由をいくつものパタンに整理して、それぞれを精神医学の用語でとらえると、「欲求がない」「自我(エゴ)の働き」「超自我(スーパーエゴ)の働き」「理想自我の働き」等ということになると説明する。そして、こう語るのだった。

「人間は自分の行動を決意していく時の判断基準というものを一通りではなく、いくつももっている。そして、生きている間に遭遇するいろいろな場面で、それらの判断基準を多様に使いながら、行動を決定し、社会に適応して生きているのです」

佐藤さんの「気づき」は、さらに一歩奥に踏みこんでいる。医療者がわかったふりをして、安易に「そうですね」と相槌を打つだけだったら、その言葉は軽薄なものになってしまう。患者はそんな言葉を求めていない。患者は医療者が自分のすべてを理解するのは無理な注文だということを知っている。求めているのは、「真剣に話を聞こうとするその真摯な態度」なのだ。この大切な

「気づき」を、佐藤さんはしっかりと書いている。

そこで思い浮かべたのは、十数年前に来日した英国のホスピス創設者シシリー・ソンダース博士が私のインタビューに答えて語った数々の珠玉のような言葉の中の一つだ。

「自分のすべてを理解してほしいと思っている患者はいません。ある患者に尋ねたことがあります。『一番してほしいことは何ですか』と。彼の答は、『自分をわかろうとしてくれる人がいればいい』というものでした。自分を理解しようと努めてくれる人を求めていたんです。」

ソンダース博士が多くの死を前にした患者たちのケアに携わる中で学んだ、患者とのコミュニケーションの大事なポイントを、佐藤さんははやくも看護実習の中で気づいたのだ。佐藤さんの感性に拍手を送ろう。

赤いパラソルの下で

髙尾智美さんの「夏休みのちいさな出会いから」は、一篇の短篇小説になっていると言えるほど、死を意識した患者の心理のゆらめきを情景のディテールの鮮やかな描写を通して表現していて、深い感慨を覚えた作品だ。まさにエッセイ賞に値すると言えるだろう。

髙尾さんの体験は、看護実習ではなく、病院での夏休みのアルバイトでのことなのだが、患者との交流という点では，同じようなものだろう。担当した患者Mさんは，食道がんの男性だった。髙尾さんとMさんとの出逢いは，三度だけ。

最初はアルバイト期間中のこと。車椅子での院内散歩を手助けをした日々の出来事から書き起こす。Mさんは，食堂のテラスに連れていってもらうのが嬉しく，〈夏の日差しを遮る食堂の赤いパラソルの下で〉，煙草を吸う表情は，〈清清しく，無邪気な笑顔もこぼれていた〉という。おだやかに時間が流れていた様子が，とてもよく描かれている。アルバイトの最後の日には，「そうなんか，今日で終わりなんか。――いい看護婦さんになってや。また遊びにきてな」という言葉をもらう。

二度目は，二か月後の秋。もう食堂のテラスではなく，一階の喫煙ベンチに座っているのを，たまたま通りがかりに気づいたのだ。Mさんは，「おぉ，久しぶりやなぁ」とニッと笑う。〈(移動式の)支柱台には初めて見た，ひときわ大きな点滴バッグが吊るされてあり，Mさんは煙草を，くゆらせながらそれを見上げていた〉という。ゆっくりと病状が変化しつつあることが感じられる表現だ。

三度目は，さらに二か月後，〈冷えた空気で気持ちが引き締まる季節〉になっていた。Mさんの隣の病棟で実習中，級友に教えられて談話室に行くと，〈窓のそばの長椅子にMさんはちょこんと，座っていた〉。Mさんは，「おぉ，元気やったか」と言って何かを話そうとしたが，痰がからんで言葉にならない。

〈思わずＭさんの背中に手をあてた。かたい背骨が手にあたった。〉

私はこの一行に、Ｍさんの病状がもはや引き返すことのできないところまで来てしまっていることを感じ，一瞬その先へ読み進むことができなくなってしまった。がんという病の何と非情なことかと。髙尾さんは、「また、お会いしましょね」と言って、その場を離れようとした時、目に映った情景をこう書く。

〈Ｍさんのそばには売店で買ってきた小さな袋に入った菓子パンがあった。私は夏に売店でカステラかあんぱんか何度も迷っていたＭさんを思い出していた。ふり返った時のＭさんはやはり小さくて、ちょこんと座っていた。〉

何と悲しみに満ちた情景だろう。Ｍさんがその後泣いていたことを、髙尾さんは級友から聞く。〈どのような思いがＭさんの頭をよぎっていたのだろう。私にははかりしれない長く重なり合ったＭさんの歴史の上の何か、小さな一点がそこにあったのだろうか〉と静かに思いをめぐらす髙尾さん。

Ｍさんはやがて冬休みが間近に迫った頃、あの世に旅立ったという。この髙尾さんという看護学生のＭさんとの出逢いの物語は、夏、秋、冬のＭさんの変わっていった情景と共に、髙尾さんの記憶から消えることはないだろう。そこにおいては、看護のあり方についての具体的な気づきは記されていないが、おそらくあの夏の日、赤いパラソルの下で見せたMさんのおだやかな表情が髙尾さんの目指す看護のあり方の象徴的なイメージとなっていくに違いない。それもまた大切な気づきなのだと、私は思う。

看護者の存在の意味

佐藤奈緒美さんの「支えることは、支えられること」は、手術を受けるか放射線療法を受けるか迷い抜いた下咽頭がんの男性患者Aさんと実習でかかわった経験を記したエッセイだ。

Aさんは、手術を受けて永久気管孔造設をしたほかの患者を見て、「あんなのつけてまで生きなきゃなんないのか。死んだほうがいいな」と言ったり、「俺だって手術して完璧に治したい……。でも……」と言ったりするなど、千千に乱れる心を佐藤さんに話す。時には、カーテンを閉めた中で爆発したように涙を流すAさんと一緒に、佐藤さんも涙を流してしまう。

経験の乏しい学生の身では、苦悩する患者を支えたいと思っても、どうしていいかわからなくなる場合があるのは、当然のことだろう。患者に寄り添うというのは、容易にできそうでいて、案外難しいことだ。佐藤さんのエッセイはそのことを率直に書いている。そして、最後にこう記すのだ。

〈看護(実習)は、知識や技術を学ぶことはもちろんのこと、患者さんの精神的な支えになることや患者さんにとっての看護者の存在はどのような意味があるのかを学ぶことだと思う。そのことは、患者さんとの出会いがあるからこそ、学び得られることである。〉

この気づきは、看護学生のエッセイすべてに共通して書かれていることだ。

人は役割を担ってこそ

佐潟佳一さんの「役割の変化に目を向けて」は、患者との間に病状に関する看護のコミュニケーションを超えた、心の通い合いがついに可能になった瞬間を書き記したものだ。担当したのは、右肺下葉切除術後に膿胸を合併した七十歳台の男性Ａ氏だった。

Ａ氏は、いろいろと病状のことや社会的な経歴のことなどについて話をするのだが、笑顔は見せないし、必要以上のことは話さないという日々を過していた。佐潟さんは心の通い合いがない状況に疲れさえ感じていたという。

そんな中で、佐潟さんは在校生を代表して、卒業式で送辞を読むように、学校から依頼された。Ａ氏にそのことを話すと、細かく訊き返してきて、興味をもってくれたことがわかった。そこで佐潟さんは、ＰＴＡ会長の経験があるというＡ氏に、送辞をどんな風に書けばよいのか相談すると、Ａ氏は、「手伝おうか」と言って、はじめて笑顔を見せ、握手までしてくれたのだ。

そこで、佐潟さんは気づく。〈人は誰でも生まれた時からずっと、家族の中、また社会において何らかの役割を担って生活している。その役割を果たすことで皆、自分の存在を確認しているのだと思う。〉しかし重い病気で入院すると、その役割を果たせなくなって、喪失感や失望感に打ちひしがれる日々がつづくことになる。すべてをしてもらうだけの存在では、生きる意欲は湧いてこない。小さなことでもいい。誰かのために役立つことができれば、自分が生きている存在に意味を見出せる。A氏が年輩者らしく、若い看護学生に送辞の書き方を教えるというのは、小さなことのように見えるけれど、病床で世話をしてもらうだけになっていたA氏にとっては、大きな意味があったのだ。

佐潟さんは、こう記す。

〈この実習では、改めて患者さんの歴史や生活背景、それに伴う役割などに配慮しながらケアを行う重要性を再認識することができた。これは、今後も私の看護の基本になっていくと思う。〉

これもまた、とても大切な気づきと言える。

顔を綺麗にしてあげる意味

奥野紗織さんの「強い不安と身体的苦痛のある終末期患者の看護」は、エッセイと言うより、事例研究の報告(あるいは論文)と言ったほうがよいだろう。形式はさておいて、エッセイ的な部分に焦点をあてて論評させて頂くことにする。

患者の七十歳台の女性Ａ氏は、肺がんに癌性髄膜炎を併発している。すでに末期になっていて、意識レベルは低く、発言がない。傾眠傾向にあったが、はじめのうちは、声かけには「はい」という返事があった。ケアにかかわったのは、最後の五日間だった。

奥野さんが心掛けたのは、可能な限り「そばにいること」であり、意識レベルに関係なく、「その人らしく過ごせる」ように配慮することだった。

Ａ氏のように、意識レベルが低下すると、「その人らしく」というのがどのようにしてあげることなのかを判断するのが難しい。しかし、奥野さんは一番いいことに気づく。ベッドサイドにもちこんだ身のまわりの品の中に、化粧品が多いこと、物品がよく整理されていること、舞踊の先生をしていたと聞いていたことなどから、Ａ氏は身だしなみに気を遣っていた人と推察したのだ。ということは、たとえ意識が薄らいでいても、身ぎれいにしてあげれば、喜ぶに違いない。

そう判断した奥野さんは、三日目に、「今日も一日そばにいますね」と声かけて、安心感を抱くように努めると共に、顔面清拭をして化粧水で肌を整えてあげた。さらにデンタルリンスを使って口腔ケアをして口臭を柔らげ、手浴をして握りつづけていた手指の皮膚汚染を軽減してあげた。

四日目も同じようにすると、Ａ氏の顔色がよくなり、一緒にケアにかかわっていた教員や学生が「Ａさん、綺麗になりましたね」と声をかけると、Ａ氏は目に涙をにじませたのだ。Ａ氏の表情はとても穏やかだったという。そして、五日目、A氏の容態は急速に悪くなり始めたが、奥野さんは〈どのような時もA氏らしい生活を送ってもらいたい〉と考えて、前日と同じように顔の肌を整えるなど身ぎれいさを保たせるようにすると共に、汗をふいたり手を握ったりしながら、声をかけつづけた。やがてA氏は息を引き取られたという。

奥野さんの気づきは、「最後までその人がその人らしく生を全うするのを援助する」という、尊厳ある死の迎え方をA氏が達成できるようにするために、A氏にとって必要条件は何かを家族や親類の人々の話からつかんだことから生まれたと言えるだろう。問題意識の明確化と必要条件の絞りこみ、そしてベッドサイドでの最善のケアのあり方の考察という三点セットの取り組みが、A氏の穏やかな最後の日々と旅立ちを可能にしたと言えるだろう。

以上のように、本書に掲載された看護学生のエッセイ作品を概観しただけでも、次の時代の医療を担う学生たちの「気づき」の感性のすばらしさが伝わってくる。ただ、こうしたみずみずしい感性をもった若者たちが卒業して医療の現場に入っていった時、現場は若い看護師たちの能力を十分に活かすゆとりと奥行きの深さをもっているかとなると、決して楽観できる状態にはなっていない。少なくとも私の見る限りでは、多くの現場はあまりにもギスギスし過ぎている。この問題については、後半の座談会で議論を深めたいと思う。

第2部

いのちの学びの物語から

陣田泰子 編

見えにくい〝看護の力〟を描く

はじめに

看護職に就いて四十年が過ぎた。思えば、ひと昔、ふた昔前の看護から、医療・看護の今日の状況まで、通してみてきたことになる。

就職したばかりの一九六九年四月、希望の内科病棟に配属された。一年、いや二年くらい過ぎた頃だっただろうか。「病院で初めて人工呼吸器を購入した。説明会を開くので外来の処置室に集まるように」という案内がきた。ものめずらしさもあり、皆で出かけて行ったことを覚えている。確か説明は外科医師だった。説明の最後に「この人工呼吸器は、一台、三百万とか四百万円」という説明もあったように思う。当時の看護師の給料が、一か月三万円台だった時代のことである。病院でたった一台をようやく購入した時代から、徐々に必要度は高くなり、いまや三十台、四十台とエスカレートし、どこまで行くのだろうかと、ふと思う時もある。

医療・看護は、このような長い時間を経て、技術の格段の進歩があった。しかし、高度医療の恩恵を受ける人々は幸せになったのだろうか。その場に携わる人たちはやりがいをもって働いているのだろうか。さほど苦労しなくともお金がそこそこ手に入る仕事もある中で、医師や看護師は「みすみす苦労の真っ只中へ飛び込んできた人々」である。彼ら、彼女らは今、この状況に満足しているのだろうか。

このような状況の中で、今回「物語」というテーマの本書の企画に参画する機会を得た。前述したような現状に、ため息が出るような日も多い。しかし、確かに医療の現場で「不確かな手ごたえ」、つまり明確な、という断り書きが必要な場合には言うのがはばかられるのだが、「なんとなく、でよい」と言われると、「それでよいなら、ある……」、まさに「曖昧なもの」を看護師たちは確かに手にしているのである。その曖昧なものが「はっきり見える時」――それは、看護師たちが記憶する患者とのストーリーを話す時である。

帰納的な看護実践

臨床現場の看護師としての長い経験の中で、看護教員をしたことがあった。「看護は実践の科学」、この言葉を頼りに経験を重ねてきた。二十六年目、一大決心をして「看護教員」になった。「やっていけるかしら……」。その不安は的中した。二年目頃から「何か、うまく言えない、書けない」。他の教員たちが雄弁に看護について語り、こともなげに書く中で、次第に取り残されたような感じになった。臨床現場にいた時とは明らかに異なる空間の中にいた。そんなつもりはなかったが，三年で教員を辞めた。「教員を卒業した」と今でも思っている。

そして，入りなおした（気持ちとしては入学しなおした）臨床現場で，「以前のままの看護師であってはならない」と強く自覚した。二十六年の経験は「ただ過ぎた年月だったのか？」。自問自答の日々がつづき，その疑問に対する答えが自分なりに見つかったのは，教員を辞めてから5年以上が過ぎた頃だった。

年月が過ぎる中で，確かにさまざまなことがらを経験してきたが，それら経験したことに対しての考え，記述，自分なりの考えを塊にしてこなかったことに行き着いた。実践・行動はしてきたが，「実践・行動」を導く「認識」との一貫性への意識に欠けていた。スザンヌ・ゴードンが言うところの 'Doing nurse... Doing... Doing...'。それは，ひたすら目の前の現象をこなしていた私に気づく時となった。実践を導く「認識」，そして実践後の結果・成果の自覚と，そこまでが一連の看護実践のはずであるが，途切れていたのだった。この認識と実践の一連の看護実践をより深化させるには「演繹的な流れ」，反対の方向性の「帰納的な流れ」の2通りが必要である。実践家がどうしてもたどらなければならない方向は，経験した個々の事象から導き出される「帰納的な流れ」であると気づいた。教員の時の違和感は，豊かな経験から学ぶことの不全感だった。

記憶の断片から全体像——本質へ

看護の実践とは、「今実施していること、実践したこと（現象）」を通して、自己の考えを構造化（表象）、そして看護の本質に向かって追求していくこと（本質）、この三つの道を通ってはじめて「看護業務」から、「看護実践」に転換していくという過程が見えてきた。

問題は「このような厳しい現状の中で、どのようにしたら経験したことを帰納的な流れとしてたどることができるのか？」ということだった。考えた末に考案した方法はシンプルな一枚のシートだった（**図**）。シートは順を追って記述していけば、本質にたどり着くことができるように並べ、記憶の片鱗をたどることから、やがて自分の関心のテーマに行き着くようになっている。はじめから全体像を描き出すのではなく、まずは断片、部分から記憶をたどりながら書き出してみるのである。

研修やセミナーを通してこのシートを用いて書き出してみた看護師は、おそらく千人以上は存在するはずである。これまでの実施から「一番記憶に残る出来事、患者さん」は、新卒時代のターミナル期の患者、という傾向が見えてきた。未だ経験の浅い時期の臨死の患者との出会いと別れが記憶に残る、ということは看護師として十分推測できることである。しかし、そのことを十年、二十年、いや四十年も前の出来事であるにもかかわらず、場面も言葉もしっかり覚えている

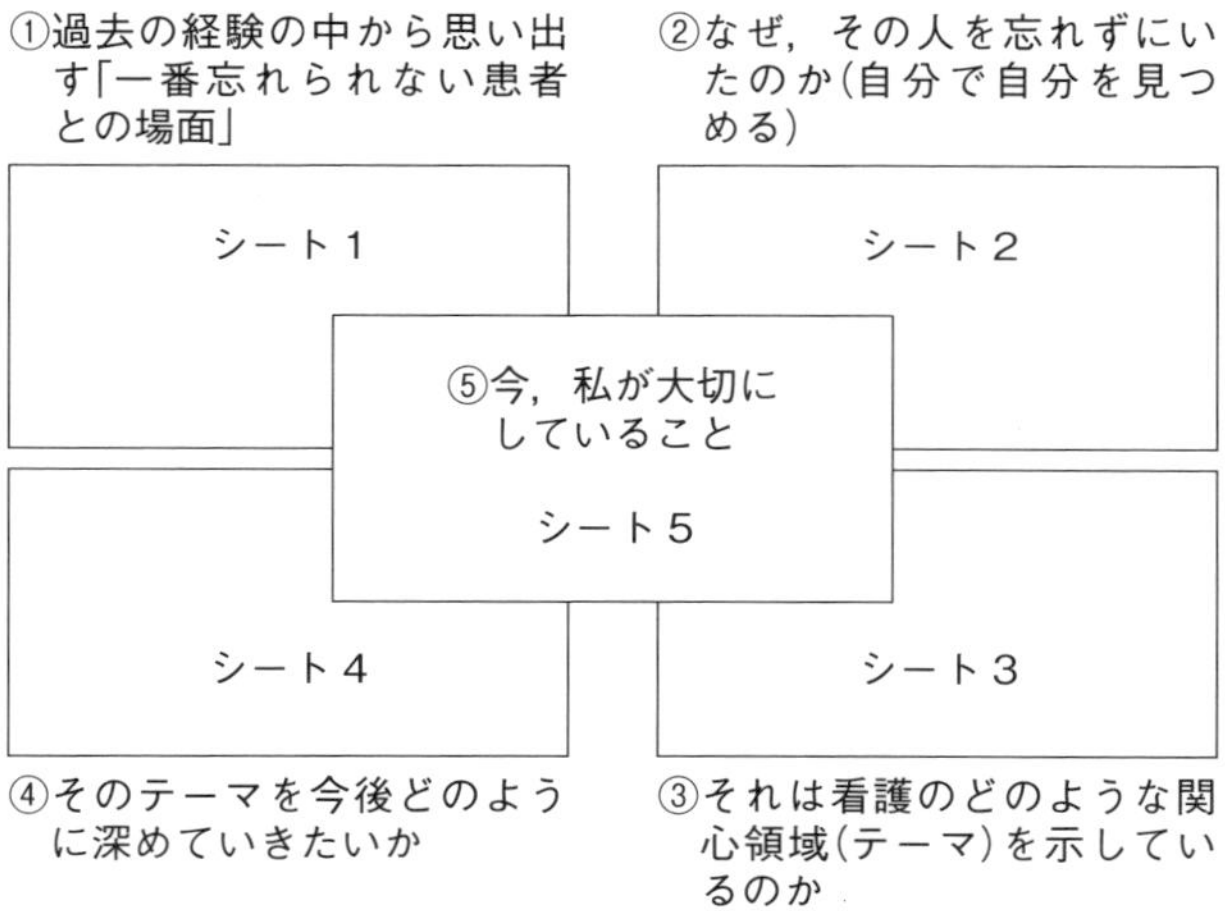
①過去の経験の中から思い出す「一番忘れられない患者との場面」
②なぜ，その人を忘れずにいたのか（自分で自分を見つめる）
シート１
シート２
⑤今，私が大切にしていること
シート５
シート４
シート３
④そのテーマを今後どのように深めていきたいか
③それは看護のどのような関心領域（テーマ）を示しているのか

図　「忘れられない体験」を記述するステップ（短縮版フォーマット）

〔陣田泰子：学習する組織を創る「知」の共有―実践知をどう概念化し伝えるか．看護展望 32(13)：15，2007〕

のである。その時の感情・情景が蘇ってきて感極まってくる人も多い。そして、やがて最後の「看護の本質とは何か？」という自問自答にたどり着くのである。「今まで看護をしてきて、何にこだわって、何が自分の中に関心事として残っていますか？」と尋ねても、手が上がらなかった看護師たちが、「自分の中にこのような、患者とかかわった看護師としての、看護の実践が確かに残っていた……」と、気づく瞬間である。自分でその変化に驚き、表情も変化してくる。演繹的な方法で行うと「考えなければならないことは……」と「あるべき論」で終わってしまうことになる。この帰納的な思考の道筋で「経験」をたどることにより、自らの経験を見つめなおし、その意味が徐々に見えてくる。

見えにくい〝看護の力〟を描く方法

本書第二部では、前述した方法で描き出された概念化レポートが二本と、その他の方法で書き起こされたレポートが六本収載され、さまざまな患者との出会いと出来事(看護現象)が綴られている。これらの物語は、経験の中の気がかりから看護師としての自己を見つめなおすことで、目指すものが見えてきたり、看護の方向性を教えてくれた人々の記述である。厳しい医療状況の中で、淡々とではあるがしっかり「看護の力」を描き出している。「人間のもつ力」そして、「その力を引き出す存在として、それは社会資源としての看護師の存在価値」を物語っている。看護師が何年も前の患者との出来事を記憶しているということは、「病いの時でも死の瞬間であっても、人間が力をもっていたことをベッドサイドで目撃し、その力を引き出す役割としての看護の力強さをも、また社会に証言すること」であり、その場に共に居合わせた専門職としての責任を果たすことである。

ナラティブ・ストーリーこそ、見えにくい看護の力を数字よりもしっかり描き出す、最も有効な方法である。看護師としての長い時間を経て、今私は確信している。

学び合い、育ち合う現場

概念化レポート①

救命救急センターにおける患者とのかかわり

聖マリアンナ医科大学病院　飯野　好之

看護師になる前に

看護師として四年目を迎えようとしている。Ａさんとの出会いは、看護師になったばかり、とはいっても、私の場合は二十八歳の看護師一年生の時であった。救命救急センターに入職して一年目の八月頃、私はくも膜下出血で入院していた三十歳代の女性Ａさんを受けもつことになった。Ａさんとのかかわりは、当時の私にはとても衝撃であり、忘れることのできない患者の一人である。

看護師になる前に、私は動物飼育業に就いていた。私が行っていた動物飼育業は養豚であり、無菌豚を繁殖させる仕事であった。動物を飼育するということは毎日のように動物に触れ、とても充実した日々を送れると思っていた。

ところが、子豚たちの中には、正常に生まれてこなかったり、うまく育たない子豚もいる。経営面から考えると、そのような子豚の間引きも必要となる。動物に触れながらの仕事であったが、人間の手でいのちを奪わなくてはならない場面もあった。

看護との出会い

私が看護を知るようになったのは、大学生時代にある大学病院の救命救急センターで、夜間の看護助手のアルバイトをしていたからである。

ある日、二十歳ぐらいの男性がバイクの交通事故で心肺停止状態で搬送されて来たことがあった。駆けつけた両親は泣き崩れ、何度も患者の名前を呼び、ベッドの上に横たわる患者を、まるで小さな子どものからだを抱くようにしていた。やがて父親は患者に「つらかったね、痛かったろう…」と声をかけながら、頭の先から腕、胴体、足の指先まで息子の温もりを確かめるように撫でていた。今でも鮮明に、印象に残っている場面である。

壮絶な医療の現場を体験することは、とても衝撃的であり、ショックを受けたが、人のいのちの大切さを垣間見ることができた貴重な体験であった。そんな中、現場の看護師と話すようになり、看護という仕事を知るようになった。人の生死と向き合い働いている姿は、当時の私にはとても輝いて見えたのである。動物飼育業に就職してからも、なぜか看護に対する思いは募る一方であった。そしてさまざまな葛藤を経て、思い切って看護の道に足を踏み入れたのである。

概念化レポート

1．一番忘れられない患者との場面

看護師となって救命救急センターに入職してからは右も左もわからず、懸命に業務を行っていた。半年ほど経過し、私はＩＣＵで忘れられない患者と出会った。手術前より受けもちとなったＡさんは三十歳代の女性、くも膜下出血で入院していた。既婚者であり、三歳になる息子がいた。

入院した当初、患者は冷静沈着で、自分の状況や安静の必要性等をよく理解していた。

この頃は、私の中では清楚な女性ということ以外は特に印象は残っていない。忘れられず印象に残っているのは、手術後の経過からである。

患者はクリッピング手術を実施され、ICUへ戻ってきた。血管攣縮に注意をしながらかかわり、ケアを行っていたのだが、術後三日目を過ぎた頃より失見当識状態が現れるようになっていた。人格が変わったように表情が変化してきたのである。用件はないのにナースコールでスタッフを呼び出して笑うような行動を見せるようになっていた。

■弟の代わりに

Aさんは医療スタッフの中でも、特に私に対してそのような行動が多く見られるようになった。そして、私のことを「しょうちゃん」と呼ぶのである。私の名前は「よしゆき」である。なぜそのように呼ぶのかを聞いたところ、患者にはちょうど私の年齢と一緒である弟がいたようである。年齢だけでなく背丈や髪型等似ている要素が多かったため、私を弟と間違えていたようだった。時に私を「いいのさん」と呼ぶこともあるが、会話をしていくうちに「しょうちゃん……」に変わっていた。

朝の勤務前に挨拶に行くと、「しょうちゃん」宛の手紙を書いてくれていることもあった。また、食事についてくるバナナやデザートを私のために取っておいてくれている時もあった。「しょうちゃんは転職したの？　私がここにいるから、ここで働いてくれているんだよね？」という言葉も聞かれた。

■あたたかい家族のかかわり

そのようなAさんの行動に、私ははじめ戸惑いを隠せなかった。

痙攣期を過ぎ、状態が安定してきた頃には、家族も頻繁に面会に来るようになった。夫や両親のみならず、幼い息子とも面会ができるようになった。その面会の最中にも家族に私を「しょうちゃん」として紹介する患者の姿があった。私は、失見当識状態である患者の姿をみた家族がショックを受けるのではないかと心配もしたが、家族はそんな患者の行動を優しく受け入れていた。家族は患者の発言を認めることはしなかったが、「あなたが言うようにとてもよく似ているね、近くにこんな人がいてくれてよかったね」と患者を励ましていたのである。そのような家族のかかわりに、私は不思議な感じを抱きながらも、感慨深いものを感じた。

患者は順調に快方へ向かい、食事も自力で全量摂取できるまでになった頃、急遽、一般病棟へ転棟となった。転棟の時、私は勤務ではなく、挨拶もできなかったため、残念に感じていた。

■回復期を迎えて

その後しばらくしてから、転棟先の医師より一通の手紙を受け取った。Aさんからであった。宛名は「しょうちゃんへ」であった。しかし内容は，「しょうちゃんへ」ではなく「いいのさんへ」であった。『ICUにいた時は，とても世話になり，迷惑もかけたけれど，「しょうちゃん」がいたから，元気になれました。仕事は忙しいだろうけど，たまに部屋に遊びに来てください。今度，私の息子を紹介します』。正確ではないが，このような内容であった。

その後，私は勤務終了後に一度だけ面会へ行ってみた。突然の訪問に患者は驚いていたが，見違えるように元気になっていた患者に，私も驚いた。

その数日後，私が夜勤のため更衣をして救命救急センターへ向かう途中に，患者と夫，患者の息子が一緒にいるところを通りかかった。思わず足を止め，話しかけた。偶然にも，これから退院するところであった。あまり長い時間会話はできなかったが，普通に子どもと話し，手をつないでいる患者の姿は，ICUにいた時には想像もできない立派な母親の姿であった。

2. なぜ，その人を忘れずにいたのか

入職して間もない時期，急性期の患者は意識レベルも低い方が多く，入院期間も短いため，長期間かかわることが少ないという固定観念が自分の中にあった。日々の業務をこなすことで精一杯であった自分が，初めて深くかかわることができたと実感した患者であっ

た。それは、患者の状態の変化、家族とのかかわり、患者の生活背景を知ることができ、何よりも人としてのかかわりができたためだと思われる。

3．それは看護のどのような関心領域（テーマ）を示しているのか

急性期の患者は疾患が身体に与える影響が大きく、患者本人はもとより、家族も精神的衝撃を受けることが多い。疾患や外傷が予期せぬ突然のことで、重症度が高い時ほど精神的衝撃も大きく危機的状況となる。

この事例では、私は家族とは多くかかわらなかったが、患者がもつ社会背景、家族関係を深く考える機会となったのは事実である。家族とのかかわりを大切に援助することは看護には不可欠である。そこには個別な生活の営みがありマニュアル的なものは存在しないと考える。看護師として人とかかわっていくうえでは、当たり前の人としての感性を忘れてはいけないと思う。

一人の人が回復していく過程には、家族がいて、そして看護者がいる……、と言えるようになりたいと思っている。

4．そのテーマを今後どのように深めていきたいか

この事例から数年が経過している。そして、さらに多くの患者とかかわるようになった。この頃に比べ、患者やその家族との接し方が変化してきたと感じている。初めて接す

る患者、家族に対しても、積極的にかかわれるようになってきているのである。それは、私たちが日々看護していく中で、患者はもちろんのこと、家族や友人等からの情報は、とても重要であるからである。このことに気付き、意識的にかかわることができるようになった。

5．今、私が大切にしていること

これまで述べてきた経験をして、私は看護師としてのあり方、自分が大切にしていきたいことを自覚できるようになった。それは、自分が人としての感性をもち、人として人とかかわるということである。自分が自分の家族、親戚、友人と接する時、相手のことを考え、相手の気持ちや感情を受け止めるように、患者と接する時も、同じように行うのである。

私は、この先も急性期領域で看護をつづけていくつもりである。現在、五年目を迎えようとしているが、多くの患者や、その家族と接する機会があった。中には亡くなられた方もいるし、回復し退院される方もいる。意識レベルが低く、たとえ話ができずとも、常に一人の人間と向き合っているということ、当たり前ともいえるこのことを大切にしていきたい。

飯野さんの物語へのコメント

仕事を辞めて看護師になる決意

看護師は社会資源である。社会共通の資本・資源として社会の中でその資源を有効活用してもらう存在である。しかし、今、看護師は医師と共に危機的状況にある。厳しい状況に音をあげ、次世代にその担い手が途切れることなくあるのだろうかと、私は不安を感じる。そのような中、就いていた仕事を辞めて、看護の学校に入りなおし、看護師という職業を新たに選択した彼のストーリーである。

就職し、職を得た。しかし、辞める決意をする。しかも「看護師として学校に入りなおして」である。単に職替え、というものとも異なる。その転換のきっかけが、アルバイトをしていた時の体験であった。この時の描写は、はじめは抽象的であったが、彼に問い返しながら尋ねていくと記憶は鮮明であり徐々に具体的になってきた。彼がアルバイトでありながら、しっかりとそれらの事実を見ていた、つまりそのことに目をそむけず、しっかり見つめていたということを表している。この話を聞いていくうちに、彼は看護師になるべくしてなったように私には思えた。

記憶の源となる〝気がかり〟

このストーリーの始まりは、自分を弟と勘違いしている患者を「事実ではない」と彼が否定していた、ということがスタートである。「患者さんは間違っている」と客観的事実からとらえていたのである。それが変化するのは、家族の様子を見てからである。家族は自分を弟と間違えている患者に対して、笑いながらそのまま受け入れている状況を見てからである。「そのままでいいのだ」と、おそらくはじめは仕方なく、不思議な光景として、そしてやがて人間の回復の時の一つの表現(反応)として納得していく。徐々に回復していく様子が記述されているが、この回復の過程に家族の存在が関係していることを「私は不思議な感じを抱きつつも、感慨深いものを感じた」と表現している。患者と、その存在と同じ、いやそれ以上の存在として家族のもつ力を彼のまなざしは、しっかりとらえている。彼の関心が見ようと注視しているからこそ、見えることなのである。この意味を彼がさらに深めるには、看護師としての経験があと何年必要になるだろうか。

専門分科された中の「人間」という全体性

救命救急センターから移動した患者は、救命救急センターの看護師には通常はその後の経過がわからないことが多い。今回、救命救急センター転棟後にその患者と家族に会った、ということが大きな意味をもっている。一段と元気になっていたこと，そして退院の時の偶然の再会。「子どもと話し，手をつないでいる患者の姿」「ＩＣＵにいた時には想像もできない立派な母親としての姿」，この文脈としての記述が「いのちの深まり」として彼の看護師としての深まり，〈質〉を意味している。

通常，医療現場では，患者の病状，疾患別（臓器別という名称もある）に病棟が編成されている。人間を切り取って，部分で見ることがごく普通に行われている。気をつけていても，それが日常的であればいつの間にか「パーツ」としてとらえるようになる。経験を重ねれば重ねるほど，それは「当たり前」になる。彼の物語は「人間の回復」と「そこに家族という存在の影響，その力」，「人間の全体性」が，気づかないまま素朴に描かれている。書いて，人に語っていくうちにやがてその意味に気づいていくのである。書かずに，語られもしなかったら，この重要な気づきのサインは埋もれて，彼，本人でさえも気づかずに忙しい日常に埋没されていくことだろう。様変わりした現代医療が，気づかないうちに次々と失っているもの，まさにそれである。患者との会話の時間がそぎ落とされ，チームメンバーとのコミュニケーションも少なくなり，忙しくなった医療現場，そこに流れているもの，漂っている大事なものの多くは，目には見えないものである。関心がなければ見えてこないものである。描かれているのは，「いのち」である。それは，職を替えてまでも彼が追求したかったものではないだろうか。

レポート

先輩から看護を学び、伝えていくこと

聖マリアンナ医科大学病院　河本　千恵子

「氷の病棟」での学び

入職した病棟は、他病棟の看護師や研修医からは、看護師がきつい、怖いと噂されていた。その病棟は私が働きたいと希望した病棟であった。看護学生の頃、急性期の看護を学ぶために実習に行った病棟である。「氷の病棟」と噂されているのを知ったのは、働き始めてからのことである。確かに、先輩たちは病棟師長を筆頭とし皆強烈だった。伝説的に今でも語り継がれている先輩もいる。しかし、一九九六年に入職してから、今も私が思い出す風景や場面は、どういうわけかその当時のことばかりである。その頃の先輩たちの中には、未だに私の先輩として示唆を与えてくれている人もいる。

チームの一員になる

入職した頃の私は、後日わかったことであるが、「何を考えているかわからない」と先輩たちに言われていたそうだ。目立ってミスをする同期の仲間に隠れ、そつなく業務をこなしていく。今で言うならＫＹ（空気を読めない）の逆だったらしい。確かに私はどこかよそよそしく、自分の病棟でありながらも怒られている同期を横目に羨ましくもあり、自分は先輩に見てもらえているのかという不安を抱えていた。そんな私も、あるインシデントをきっかけに先輩たちの前で号泣したことがあった。「あんたも泣けるんだ」と言った先輩の言葉を覚えている。入職をしてからそれまで立ち止まることもなく緊張をしたまま突き進んできた私は、その場において一気に緊張の糸がほどけ、不安に思っていた気持ちを吐き出すことができた気持ちのほうが大きかった。そのことがきっかけで、なんだか病棟の一員として片足を突っ込むことができたと思う。

育てられていた

当時のチームは、「次のシフトの看護師が困らないようなスムーズな業務」で次のシフトに引きつぐことを大切にしていた。片づけができていないと申し送りは聞いてもらえない。患者の問題点がわからないと患者を受けもたせてもらえない。スパルタ方式の教育の中、同期の仲間同士で支え合い、時に先輩の愚痴をこぼしながら頑張った。不思議であるが、それでも辞めたいという発想には至らなかった。次どうすればよいか考え、食いついていくようになる。厳しいと思う反面、こんな手のかかる後輩を見てくれている先輩たち、患者に対する熱い思い、やさしさを知ると、先輩たちの恐ろしさ・怖さは愛情の鞭に変わっていった。

医師からも看護師の働きが一目置かれていたのではないかと思う。忙しいけれど、決してケアには手を抜かない。手術が終わってシャンデリアのような点滴・機器に囲まれた患者が帰ってくる。協力しなければ間に合わない。終わらない。その都度、整理整頓し、病態アセスメント、プライマリ意識、気がつけばチームワークの大切さは、自然と頭と体にしみこんでいた。

毎年、病棟師長との面接は泣いていた。病棟師長は私を見ているということを毎年気づかされた。「氷の病棟」は「あたたかい病棟」だったのだ。そのことに気がついたのは、後輩ができ、病棟再編成により病棟が解散してからのことだった。

研修センターでのギアチェンジ

七年目、病院内の臓器別再編成が進む中、私は行き詰っていた。これから私は何を深めていこう、何を自分の強みとして看護師をつづけていけばよいのだろうか。目標を見失っていた。いったい、看護教育とはどのようなことなのか、学んでみたいと思うようになった。当時の病棟師長の後押しもあり、看護師としての八年目を看護研修研究センターで過ごすことになった。この一年間は私に、さまざまなことを教えてくれた。

何よりも大きな収穫は、私がそれまで「点」でしか患者をとらえていなかったことに気づかされたことである。病いとは患者の生涯の中の一つの通過点である。病院は、健康回復あるいは、より健康に生活していくための軌道修正の場である人もいれば、そこが人生の終焉の場となる人もいる。ケアの対象は患者本人にとどまらず、家族にも向けられる。看護師はその人の人生において非常に重要な役割を担っていることを再認識した。

人員不足の中から得られたものは実践共同体

研修センターから臨床に復帰した私は、患者を「線」でとらえていく必要性を感じ、腎病棟で働くことにした。まさに患者と病い・生活が密接し、看護のケア要素が大いに発揮されるべき病棟であった。ところが、看護師が辞める、異動の希望者が続出するのである。若返りをしてしまった病棟では、要領も得ず、専門性も未発達な状態であり、毎日が忙しかった。主任としての行動よりも、メンバー業務に追われる毎日であり、ヘトヘトだった。

でも、私たちの中では譲れないことがあった。患者をきれいにすることである。患者の清潔度は、その病棟の看護の質を表すものと私は考えている。毎日忙しいけれど、いつのまにか患者に対するケアは手を抜かない風土が出来上がっていた。おそらく、自然と患者の清潔を保持することの必要性が先輩たちから刷り込まれていたのだろう。

人員不足の中でとても大変だったけれど、ケアや患者へのかかわりを通して、今では目に見えないチームワークが成り立っていたと感じられる。「実践共同体」という言葉を院内研修「概念化コース」の講義で聞いた時、「価値を共有する仲間」、その言葉の意味は、「わが病棟での看護の一つ」だったのではないかと思った。

看護するうえで避けられないテーマ〝死〟

レポート記述を通して見えてきたSさんからの学び

臨床指導者学習会での「概念化レポート」の記述をきっかけに思い出した患者がいる。Sさん・70歳代・男性・肺がん。今でも妻や息子さんの顔が浮かんでくる。確か、Sさんとはじめて出会ったのは、看護師二年目ぐらいの時だった。

抗がん剤による治療のために、入退院をくり返すSさん。前回の入院時から繊細な人だなというイメージをSさんに抱いていたが、Sさんから、患者が治療に臨む姿勢、病いに対する強い思いを知ることができた。

看護師四年目ぐらいの時に亡くなられたのだが、何回もくり返される入院生活の中で、私とSさん、家族との関係性が形成されていた。出版関連の仕事に携わっていたSさんは、「あなたたち看護師さんのことを本に書きたい」と言っていた。また、Sさんの死亡確認の場で、涙がこぼれ、嗚咽が止まらない私に、息子さんが「看護師さんもつらいよなあ」と肩をたたいてくれた。家族ではないけれど、健康の回復という目標をSさん・家族と一緒に願っていた。入院中という限られた時間の中でのかかわりではあったが、闘病を共に支えてきた一員としての自覚、そのことをSさん、家族が認めていてくれたからこそ共有できた時間であった。当時もSさんから学んだことはたくさんあるが、このように、十年近くも時をおいて当時のかかわりを振り返ることによって、今もSさんから学ばせてもらっていることに気がつく。

母の死

母の死は、どこか遠く、もっと先に起こる出来事と思っていた。しかし、今は名前を呼んでも返事がない。なぜなのだろう。

母が亡くなって四年の月日が流れる今、以前あった空虚感が変化している。当初はどこか長期旅行に行っているのではないかという錯覚に陥っていたが、今は母がいないという事実を受け入れてきている。身体という物体、精神という目に見えないものが亡くなっても、私の記憶の中に母が存在しているのである。そう思えるようになってきたのはごく最近である。

母の死は、身をもって、さまざまな思いを教えてくれた。避けられない、人間に定められた運命。どのような形で訪れるかはそれぞれであるが、死を病院で迎える患者、その家族に対して、今なら真摯に受け止め看護師として死に逝く人への看護が少しはできるようになったのではないか、と思っている。死をどうとらえるかによって、今を生きる患者とどう対峙するかも左右されてくるように思える。

Ｓ氏へのかかわりや母の死を通して学んだ死生観。今までは死に逝く患者を前に、怖くて扉をたたけず、扉の前でウロウロしていた。できれば避けて通りたい思いのほうが強かった。しかし、今は、これまでより怖くとも勇気をだして扉をたたき、そこに向かっていくことができるようになった。

看護を伝えられ、そしてまた伝えていくこと

看護を伝える

「今日一日、あなたは患者さんの何を支援したの？」。随分前に先輩に問いかけられた言葉である。この先輩からもらった言葉は、今私が私自身に問いかけている。患者にとってこの一日は、限られた入院期間のうちの一日なのではなく、その人の人生そのもののうちの一日なのである。「今日の一日が、人生の中の大切な一日」、この深い意味も先輩に教えてもらった。

今、私は再び戻った循環器病棟のチームで看護をつづけている。この病棟は、ＣＣＵというクリティカルなユニットを抱えながら、30床近くの多床部屋の患者のケアも必要とされている。比較的クリティカルなケアが重要視されがちであるが、患者は「点」ではなく

「線」でとらえる目を養う必要がある。あらゆる期に適応できる循環器のエキスパートを育成するのが、今の病棟での長期的目標だと思っている。今は各チームに入りながら、気がついたことを一つひとつスタッフに返している。一人ひとりのスタッフを見るようにしている。患者からの距離はやや遠く感じながらも、私のしていることがスタッフを通して患者に伝わるものなのだと考え、しばらくはその積み重ねなのだと自分に言い聞かせている。

先輩たちに教えてもらったことを念頭に置きながら、今度は自分が看護を伝える立場として、いつか後輩が私の言っている意味がわかるようになってくれたら……。そんな願いも込めながら毎日を過ごしている。

河本さんの物語へのコメント

二つの死から学んだこと

河本さんは十年以上のキャリアをもつ看護師である。看護師が、臨床の現場で経験を積み、キャリアアップしていくためにはさまざまな関門を突破してこなければならない。職場の風土・

文化、働きながら再学習に行くという選択肢、厳しい人手不足という現実の中で決して妥協しなかったこと、仲間と守った清潔へのこだわり等。私自身も読んでいてつらくなった。河本さんをそのような状況に置いていた当時、看護部長としての私がいたのである。

彼女が一番、看護師としてこだわっていること、それは「死」である。患者との別れである「死」。「看護師さんたちのことを本に書きたい」と言っていたSさん。最後にSさんの息子さんの言葉、「看護師さんもつらいよなあ」、互いに気づかい合うこれらの相互のやりとりが確かにあったのだ。医療の荒波には、おそらく看護師たちは耐えられる。しかし、自分たちの看護の証しが感じられない、やりがいが、手ごたえが感じられないことが、看護師たちを空しくしている。看護師と患者・家族との相互のやりとりが、今少なくなっているのである。Sさんのことは、どんなに年月が過ぎても、その「生と死を通した学び」を河本さんは決して忘れないことだろう。

そして「母親の死」。看護師として、家族として、両者を味わった彼女の悲しみはどんなだっただろうか。

二つの死が、彼女の看護師としてのキャリアを発達させたのは確かである。看護師は、死をも自己の中に取り込み、その経験を学びとしてより深く、豊かにしていくのだろうか。

先輩から引き継ぎ、そして後輩へつなぐ〝看護の知〟

最後に、先輩に看護の教えを受け、気がついたらその教えを自らも伝えていることに気づいていることを書いている。その先輩の教えとは、「先輩の口ぐせ」だった。先輩の口ぐせとは、「今日という この日は人生の中の大切な一日。とり返しのつかない一日でもある」。それはその先輩自身が学生の三年生の時の受けもち患者との出来事で痛感したことだった。少し紹介しよう。

心臓外科病棟で、手術前後の経過を通して実習していた時のことだったと言う。手術前日に、患者は大切にしていたラジオを「これ、あなたにあげるよ」と言って、その学生に手渡した。「あの……」といって断わる間もなく、患者は部屋に帰ってしまう。「手術が終わってからでも、家族の方に返そう」と思ったという。手術当日、プレメディケーション(前与薬)も指導者と共に行い、手術にも立ち会った。予定よりも手術時間が長引き、途中で帰ることになった。

翌日、術後の患者が入るリカバリールームに行ってみると、患者はいなかった。どうしたのだろうかと思っているところへ看護師がやってきた。「あなたの受けもち患者さん、あのあと手術中に亡くなったのよ」。呆然として、ナースステーションの中で涙が止まらなくなり、半日ずっと泣いていたという。その後、臨床指導者らとの話の中で、患者自身は、もしかしたら、「死」ということは感じていたのではないか、という事実がわかってくる。学生最後の実習は終り就職活動の時期となった。

就職する際に，どこの病棟を希望するのか聞かれ，その先輩は迷うことなくあの患者が亡くなった病棟を希望した。それが「氷の病棟」だ。そして，願いは叶った。

河本さんの先輩看護師の指導は厳しい。しかしその実践は，まさにエキスパートナースの技であり，後輩である河本さんたちは悔しくても厳しくてもその教えを受け，やがてまた後輩へと伝えていたのであった。「明日があるとは限らない。それを患者は自覚していたのに，自分はそのことに気づいていなかった。今できることは，今，実践，援助すること，今日一日は，人生の中のかけがえのない一日。引きのばしては後悔することになる」。先輩の厳しい教えの原点は，学生時代の受けもち患者の死から学んだものだった。

そして，河本さんも先輩のその教えをいつの間にか後輩に伝えていたことに気づいたのである。価値を共有する実践共同体の成立である。

日常生活を支援する——セルフケア

「セルフケア」という概念は、「セルフケア能力」について研究をつづけている本庄の文献的考察(1)によると、一九六〇年代には二件というごくわずかだった文献数が、一九八一年には百件を超え、一九八四年以降には年間三〇〇件を超えており、これらは慢性疾患の増加という疾病構造の変化や医療費抑制政策の影響等を受けているという。

一九七八年九月、WHOとユニセフの呼びかけでカザフ・ソビエト社会主義共和国の首都アルマ・アタ(当時)に世界百三十四か国が集まって国際会議が開催された。この会議で「西暦二〇〇〇年までにすべての人々に健康を」という目標を定め、その世界戦略としてプライマリ・ヘルス・ケア(PHC)という理念が打ち出された。PHC、つまり健康管理の自立であり、専門職による治療・医療に対して、まず第一に地域における基本的なケアが必要、という考え方である。その考えが発展し、エンパワメント理論(統治能力と自助・自立)となり、さらにセルフケア、自助・自立への支援(Supporting Self-Care)が重要とされた。自助・自立(セルフケア)とは、「健康問題に直面した人が自身の健康を改善するために、それに立ち向かい、そしてとる決定と行動」

と定義された。このような中で個人個人の健康管理，セルフケアへ，という大きな流れとなったと考えられ，前述の文献的考察の件数増加とも合致する。

二〇〇〇年を十年も超え，今，日本においては超高齢社会となり，より明確に看護の力が必要な時代となった。医師の行う「治療（キュア）」に対して，「食べる」「動く」「出す」「眠る」等のごく日常的な人間の普通の行為を，高齢になってもより健康的に生活できるような支援，つまり〈看護〉が，今後より一層求められるのは間違いのないことである。キュアの多くの行為は，手術等に代表されるように非日常的行為であり，高度な機器を用いて行う場面も多い。これに対して「ケア」は，高価な機器も必要とせず，ケア提供者自身を道具として使うことが多いため，安全で安価である。それはどのような状況にあっても，人間が本来もっている力を引き出し，人間としての尊厳と自立を守る。〈超高齢社会と多死時代を乗り越えていく切り札〉といっても良いのではないだろうか。

（1）本庄恵子，壮年期の慢性病者のセルフケア能力を査定する質問紙の開発―開発の初期の段階，日本看護科学会誌，17巻4号，46-55頁，1997

セルフケアの支援①

最期の願いを聴き届けること

聖マリアンナ医科大学病院　黒田　悦子

再びの入院

Mさんは八十歳、男性。S状結腸がん・直腸がんの手術を受けた後、軽快、退院され、自宅で老人会の役員やボランティア活動、ラタン（藤細工）講師のアシスタント、俳句等の社会活動を精力的に行っていた方でした。家族の希望により告知は受けていませんでしたが、病状について医師に問うことはなく、元気に過ごされていました。

ところが、二年後十一月に転移性肺がん・骨転移・がん性腹膜炎によるイレウスで入院されました。末期状態ということで対症療法となり、麻薬による鎮痛、中心静脈栄養、腸蠕動改善薬の投与が開始されました。

嘔気・嘔吐と右下肢の疼痛が強く，寝たきりの入院生活となりました。入院五日目頃から「このまま死ぬのを待って生きるのはつらい」「死にたい」という言葉が多く聞かれるようになりました。

患者との会話から苦痛を知る

二週間が経過した頃，イレウスが少し改善し，流動食が開始されました。私は車椅子のMさんと病院内の日当たりのよい渡り廊下まで散歩に行きました。「ご気分は悪くありませんか」と聞くとMさんは，「こんな状態では生きているとは言えない。自分のための人生なのに自分でなにもできないなんて……」と力のない声でつぶやきました。それから，今までの自分の人生を語り始め，草履職人であったこと，息子が立派に成人し満足に思っているること，老人会で役員を二年間務め，次の人に引き継げたこと，自分の人生は幸せだったこと，そして「少し長生きをし過ぎたようです。今は余分な人生です」等，いろいろと話をしてくださいました。

私は，この散歩でMさんが人生を精一杯生きてきて幸せに思っていることを知りました。しかし，「今は余分な人生で，こんな状態では生きているとは言えない」という言葉がとても悲しく、活動的なMさんにとって今の寝たきりの状態はこのうえない苦痛であると感じました。イレウスは改善に向かっていましたが、全身状態は衰弱していたので、Mさんが自分でできることはないものかと考えていました。

目的をもつことの意味

ちょうどその頃、当院では、「ターミナル研究会」という事例検討会が月一回定例で開催されていました。ターミナル研究会で「ターミナル期に作業療法が効果的である」との紹介がありました。私はすぐにMさんに試みてはどうかと思いました。Mさんは手先が器用なこと、活動的な生活を送っていたこと、何もできないことに苦痛を感じていることから、作業療法を行うことで生きていることを実感できるのではないかと思ったからでした。病状を考えると少し遅い時期であるとも思いましたが、今ならまだ可能ではないかと判断しました。当時は、機能訓練での作業療法が中心で、ターミナル期の患者に作業療法を取り入れることはあまり知られていなかった頃でした。

医師に話をもちかけたところ、今の病状ではリハビリテーションはとても無理とのことで、まったく受け入れてもらえませんでした。しかし、Mさんが「今の状態では生きている意味がない」と言っていることに私はこだわりました。Mさんの悲観的な言葉や精神状態から、何か目的をもち入院生活を送ることが必要であることと、作業療法の有効性を説明し、行うことの許可を得ました。

日常生活の拡大

Mさんに作業療法のことを話すと、「やってみたい」とのことだったので、作業療法を導入することになりました。身体機能の維持・改善と気分転換・生活空間の拡大を目的に、まずは筋力の低下があったため、作業ができるための身体機能の改善を考える必要がありました。車椅子乗車を少しずつ増やし、五日間で九十分の乗車が可能になりました。その時点で訓練室での作業療法が開始となり、Mさんは自分の得意な藤細工を作製することになりました。家族に藤細工に必要な物を準備してもらい、はじめは妻が手伝いながら行いました。藤細工を始める前と藤細工開始直後を比べると体調はよくなり、痛みも緩和されました。「リハビリは楽しい」という言葉が聞かれ、家族からの食事の差し入れに「食事がおいしい」と、少しですが摂取できるようになりました。藤細工を始めてからテレビやラジオ、俳句の本を読む等、日常生活は拡大されました。医師はこの回復に「よくなったね。

すごいね」と作業療法の効果に驚いていました。

藤細工の一作目は、めがねケースが入るくらいの大きさの丸い籠を作製しました。「すごいですね」というと、「目が少し粗いので、まだまだです」と、草履職人であった自負もあり、厳しい評価をされていました。

最期まで精一杯生きる

十二月中旬、感染症が合併したため個室への転室となりました。機能訓練と作業療法は病室内での継続としました。病状は確実に進行していましたが、Mさんから入院時のような悲観的な言葉はありませんでした。とにかく藤細工をしている時の表情は、なんとも言えない笑顔がありました。休日には老人会の友人が面会され、楽しそうに会話するMさんがいました。

一月に入ると、痛みや息苦しさが出現するようになり、車椅子に座ることも少なくなりました。しかし、藤細工は気分のよい時間をMさんに決めてもらい、看護師がセッティングし作業を行いました。この頃、藤細工をしている時のMさんは、看護師が少し休むように声をかけても集中していたため、声をかけにくいほどでした。藤細工の二作目はワインを入れる籠が完成しました。なかなか手が言うことを利いてくれず、満足な作品とはいえないようでした。二月中旬頃から三作目の花瓶を入れる籠に取りかかり始めていました。3月に入り病状がさらに悪化し、藤細工三作目は作製途中のまま作業ができなくなりました。家族に「自分の死が近い」と告げた二日後、家族の見守る中、静かに永眠されました。臨終の場でご家族から「父は最期まで精一杯生きたと思います」という言葉がありました。

Mさんは、入院当初は生きることを半分あきらめていたと思います。しかし、衰弱が進んでも藤細工の作製をつづけられたことは、寝たきりではいたくないという前向きな姿勢が、藤細工を作るという目的をもつことによって取り戻せたということだと思います。患者がその人らしさを保ちつづけられるために私たち看護師にできること、チーム医療の中でできることを学んだ事例でした。

黒田さんの物語へのコメント

ベナーの前で発表

パトリシア・ベナーは、多くの看護理論家の中で唯一「演繹的研究法」ではなく「帰納的なアプローチ」で理論構築した人である。看護理論には「人間関係論」を基盤とした理論、「システム論」に基づいた理論、「ニード論」等、各種ある。ベナーは「すぐれた看護師の技術を明らかにするには、看護師にインタビューをして直接聴くこと」、また「参加観察をすること」を通して行ったほうがよりその特徴を表すことができるはず、と「帰納的方法」で研究をし、「ベナーの看護論」を出版した。

ベナーは二〇〇四年来日し、東京と京都の二か所で講演をした。東京講演の際、黒田さんのナラティブ事例が取り上げられ、彼女はベナーの前で、事例を〝ナラティブした〟のである。本事例は、その際のナラティブ事例である。

私と彼女はベナーの前でナラティブストーリーを伝える準備を何回か行っていた。「ベナーの前で〝ナラティブ〟するなんて……」としり込みする黒田さんを説き伏せて何とかＯＫしてもらった。事例のテーマは「最期の願いを聞き届けること」。患者への支援の意味づけも二人で何度か話し合い、当日に間に合わせた。発表当日、私は他の用事があり会場に行くことができなかった。応援に出かける師長たちに「ベナーのコメント、しっかり聞いてきてね」と依頼し、前日の打ち合わせの時には発表者である黒田さんの「後見人」としてベナーに会いに行き、しっかりサインと証拠写真も撮ってもらった。

ベナーからのコメント

翌日、聞きに行った師長から聞いたコメントは衝撃的だった。患者は疾病だけの生活をしているのではない。この看護師の援助が今生きている世界を広げることになった等のコメントのあと、「看護師はフィジカルな死を止めることはできない。しかし、この看護師によってMさんの、社会的な死を防ぐことができたのです」。と語ったのだと言う。聞いた私は、鳥肌が立ち思わずうなってしまった。「えー、このような意味、何度も一緒に考えたけれど……。思いつかなかった……」。

看護師は、さまざまなケアを通して患者に看護を実施している。「食事の援助」「排泄の援助」「身体の清潔ケア」等であるが、安らかな死への援助も、一人ひとりに合ったケアができるよう心をくだいて実施している。「社会的な死を防いでいる」、この意味づけは思いつかなかった。思わず絶句した。以来、この言葉の意味を私はずっと考えつづけてきた。看護師は、自分たちが実践している看護、ケアという行為を、「私たち自身が考えるよりもずっと多くのこと、ずっと意味あることとして実践している。しかし」。しかし、である。この後に言葉がつづかなければ、実践していること自体が消えてしまう。これはまさに看護が「暗黙知」といわれる所以である。人は生まれ生活をして、その途上で病になり回復する時もあれば、そうでない時もある。そのどちらにおいても人は他者を必要としており、そこに職業として認められた存在として看護師がいるのである。その行為とそこで生じたことは、明らかなこともあれば意味づけられることもなく事象のままやがて記憶から消えていくことも多い。人間の行動の真実は果たしてどのように描きだすことができるのだろうか。

人間本来の生への行動、そしてその支援者でいること

死の淵にいても、どのような状況の中でも、いまこの場でできること(セルフケア)、最後に患者の願いを実現できるようにすること、看護師が心を傾けていることは、「この残り時間の少ない人に、今、何ができるだろうか」という問いに対する答えを探すことである。それは、個別の、一人ひとりが願う人間としてのささやかな希望をかなえることである。この専心的な、もしかしたら時代遅れな「看護師という名の社会的資源」を、この社会は必要としないのであろうか。人間の生と死の医療現場のみならず、この社会的資源は今後ますます意味をもってくるはずである。

彼女は今血液内科病棟の師長である。彼女のこだわりは、しっかりチームに引き継がれている。目の前のその人に今何ができるか、チームで問いつづけ、残された時間を精一杯生きるための希望の灯を見出している。ベッドサイドに看護師がいることの意味を考え実践しつづけている。

セルフケアの支援②

健康維持と予防の時代の看護専門職としてのかかわり
——外来患者のセルフケア能力向上に向けて

聖マリアンナ医科大学病院　本舘　教子

もう一度看護を

看護師として内科病棟に勤務した私は、上司の勧めで研修修了後看護学校へ異動。その後、結婚、出産を経て看護の世界から一旦リタイアした。

再びこの世界にと真剣に考えたのは、夫の転勤で海外駐在生活中に手術、入院体験をしたことからである。三泊四日の短い体験ではあったが、看護について実にさまざまなことを考えさせられた。知識・技術の素晴らしい進歩、そして看護学の発展。しかしそこには、感性に基づいたきめ細やかな心のケアとの両立を感じることができなかった。「看護学の発展」の意味するものは何だろうか。

日本の看護の現場をどうしても自分の目で確認したいと考え始めた。

看護の存在価値を実感

帰国後、十年ぶりの現場復帰で感じたことは、想像以上に医学、看護学は進歩していたことだ。

外来に配属された私は、必死で日々の業務内容を覚えた記憶がある。しかし、業務に慣れたころ、ふと違和感を感じ始めたのである。外来患者の医療提供の場は、患者と医師が中心で展開されている。一番身近にいる支援者のはずの看護師が一番遠くから患者を取り巻いていた。そして展開されている医療の場面に入る隙もない現状が悔しかった。

そこで、患者の情報を医師に伝えること、診察後の不安を軽減すること、そして医師へ提言することから始めていった。それをくり返すことで徐々に患者・医師から信頼を得るようになり、医療チームの要となる位置を確立していった。

このような過程を経て看護専門相談を実施するようになり、印象に残るBさんと出会う。かかわりを進めていく中で、Bさんの一言からセルフケア支援の意味を考えさせられたケースを紹介する。

事例の紹介

Ｂさん、六十代男性、タクシーの運転手、妻と二人暮らし。日常生活動作自立。調理者は本人と妻、嗜好品はタバコ（二十本／日）、塩辛いもの。

五月、下肢浮腫と息切れのため、紹介で当院来院し、約一か月入院。診断名は糖尿病性腎症。四十六歳で糖尿病を指摘されるが、未治療。現在は薬物療法（インスリン、利尿薬、降圧薬）と食事療法（一八〇〇キロカロリー、タンパク質一日五十グラム、塩分はできるだけ制限する）を行っている。

糖尿病による腎障害が原因で、「腎臓が３割程度しか働いていない」「透析はしたくないので食事に気をつけたい」と本人は考えていた。

看護の展開

Ｂさんは、四十六歳で糖尿病と診断されながらも、自覚症状がないために放置し、下肢浮腫と息切れという体験で初めて危機感をもったことと、後にわかったことだが、「おじいちゃんは死んじゃうの？」という孫の言葉から受診行動を起こした事例である。

退院後初回外来受診時に、今後の生活スタイルを再調整するために、医師の指示で腎相談が予約され、担当となった。当腎臓・高血圧内科では、腎相談後は受けもち看護師が外来受診ごとに約三十分の時間を設け、受診後の疑問点や生活上の改善点について支援している。

初回の面談

初回の面談は、本人と妻が同席した。自己紹介し、これから話す内容と今後外来受診ごとにお会いすることを話し、透析導入を避けるために一緒に取り組んでいく旨の同意を得た。

糖尿病から腎臓が悪くなったこと、食事に気をつけないと透析になってしまうこと、透析だけは嫌なのでやるしかないと思っていること等、患者の言葉で話し始めた。それを受けて、当科で作成したパンフレットを使用して、腎の働き、進行状況、現在の腎機能状態、腎臓病食について説明した。腎機能は元に戻らないこと、まず取り組むことは塩分制限であることを話した。

「わかっているよ、入院中は味も素っ気もなかった。頑張れたけど、家に帰ったらなあ。

もともと塩気は好きだからなあ。〝労働の源〟なんだよ。本当に絶対もう食べられないのかなあ」。妻に「退院したらぜんぜん守れないから、よく聞いていってよ」と言われ、「わかっているけどなあ、ぜんぜんいけないの？」とつぶやいていた。

「そんなにしょっぱいものがお好きですか？　漬物は好きですか？」「好き、好き。毎食、食べているよ。これがないと食が進まないから」「たくあん、塩漬け、しば漬け、なんでもうまい」と、とても嬉しそうに話した。一生この病気と付き合っていくこと、厳しい制限をして途中でやめるより六〜七割気をつけ、継続していくことの大切さを話した。

「どの位ならやれそうですか？」の問いに「週に何回か食べてもいいかな？　一回にどのくらい食べられる？」「今まではどのくらい食べていましたか？　三〜四切れくらいですか？　週に二回ぐらいでいいですか？」「よかった、よかった、ほっとした。ぜんぜん食べられないと言われ、どうしようかと思っていた」と笑顔を見せた。

「今までにどのくらい塩気を取っていたのか、食事の内容を書き出していただければ計算することができますが、一回やってみませんか？」「いいね、一度やってみるよ。今度もってくればいいかな？」「はい、書ける範囲でいいですから。大変なことですが、負担にはなりませんか？」「大丈夫、自分のことだから。これからもよろしくお願いします」と言い、帰宅していった。帰り間際の患者の表情から、「漬物が食べられる」ということが強調されてしまい、どの程度量を守れるのか、不安に感じた。

二回目の面談

「この前はありがとう。漬物が週に何回か食べられるようになって嬉しいよ」と言い、食事日誌を持参する。「漬物はおいしかったですか？　こんなにきちんと書いていただけて、ありがとうございます」。食事日誌を見ながら嗜好品の確認をする。干物、漬物、味噌汁、梅干等塩分含有量の多い食品が記載されていた。「漬物は減らしたよ。これがないと仕事ができない、特に梅干は止められない」。

おおよその塩分摂取量を知ってもらうために食品成分表を見ながら嗜好品の塩分量を確認する。患者は現役で仕事をしていることを誇りに思っており、それをつづけたいと願っていた。漬物以外の嗜好品がこれほど塩分量の多いものばかりだとは推測していなかったようだ。具体的な数値を示し、何をどれくらい食べられるのか患者と共に検討していく必要性を感じた。

三回目の面談

尿検査、食事日誌から一日の塩分摂取量とタンパク摂取量を確認する。食事内容として干物、梅干は毎日摂取、味噌汁は毎食、漬物は一日おきだった。再度塩分制限の必要性を話し、毎日の生活の中で変えられることは何かを聞いた。「漬物は減らしていただいたのですね。つらくないですか？　目標の塩分量をあと二グラム減らすにはどうしましょうか？」「わかった、味噌汁は一日一回にするよ、梅干しも漬物と交互に食べるよ」。

患者から具体的に食品の量が提案された。この発言から、塩分制限の必要性が理解されたように考えられるが、生活の中で実行しつづけることの困難さを考えると、今後もかかわりが必要だと感じた。漬物・干物等が大好きな患者にとって、これらの制限はつらいことである。これから営む生活の中で、いかに患者にあった方法で継続していけるのか、患者と共に考え、意思決定してもらう必要性を感じた。

四回目〜七回目の面談

この間、月一回の受診。検査値、血圧値は徐々に上昇していた。検査値、血圧値、下肢浮腫を確認しながら実行可能な塩分制限について話し合った。患者の反応は「気をつけているけどな」「はいはい、わかっています」であった。

八回目の面談

「また小言を言われるのか」。今までこちらからの問いに答えていた患者が会う早々話しかけてきた。患者から「小言」という言葉を聞き、一方的でマンネリ化した自己満足のかかわりになっていたことにショックを受けた。患者は何をどうしたいのかもう一度確認する必要性を感じた。面談ごとに疾患と検査値を関連付けて説明していたつもりが一方通行になっており、患者が主体ではなかったことに気づかされた。

また、外来という医療環境から、医師の診療場面でも患者の思いを十分聞くことは難しい。医師に情報提供し、仲介役を引き受ける必要がある。療養に取り組むための動機づけとして、医師から再度尿タンパクについて説明してもらい塩分に気をつけることが大切であることが話された。「透析だけは嫌だから。塩に気をつければいいんだな」と神妙な顔つきで聞いていた。患者の生活を知り、その変化を受け止めるためには、外来看護場面ではプライマリ制(受けもち、一〇八ページ参照)は有効であり、患者との信頼関係が成立しなければ外来でのセルフケア支援は展開できないと感じた。

九回目の面談

「こんにちはBさん、またお話を聞かせていただけませんか?」と話しかけ、家での様子を一方的に聞かずに患者が話し始めるのを待つことにした。「実は一人息子を四十二歳で亡くし、孫から長生きしてほしいと言われて入院する気になったんだ。干物は週に一回、漬物は止めて梅干も小粒にした。孫のために長生きしたいから」と、今までの思いを語りだした。「なんとか透析をせずに元気でいないと。孫にも言われているし、社長にも頼りにされているから。やれるだけやるよ」。

今までの患者の生活を否定するのではなく、何に価値を置いて生活しているのか、生活の一部分を調整していること，そのために専門職者として支援していること，あくまで主役は患者自身であるという姿勢を再認識した。

十回目の面談

「いやあ，待っていたのに，今日は来るのが遅いね。塩は頑張っているから」と顔を見るなり立ち上がり声をかけてきた。「お待たせしました，そう言っていただくと嬉しいです。大好きな漬物が食べられず，つらくないですか？」「でもやれるだけやらないと。仕事はつづけたいし，頑張るよ」「血圧値もいいし，検査値も横ばいです，頑張っている結果ですね。すごいですね，長生きしなくちゃ，お孫さんのためにも」。塩分摂取状況を医師に情報提供すると「すごいですね，その頑張りが現れているのですね。このままでいきましょうね」と言われ嬉しそうであった。

外来患者と接するわずかな時間で，患者の生活をキャッチすることは難しい。特に慢性疾患患者は経過が長く変化が現れにくいことと，評価を実際に確認できないことから意識的に視点をもってかかわらなければ患者把握はさらに難しくなる。このような中で信頼関係を作るためには，傾聴，コミュニケーション技術，人間関係構築力が必要となる。受けもち当初には聞かれなかった「待っていた」という言葉は，前回，患者が語る生活を受け止め，傾聴する姿勢が作用し，信頼関係成立に影響したのかもしれない。

十一回目の面談

「うちのやつ（妻）を連れてきたよ。俺が頑張っていることを話してくれよ」。妻は心配そうに「このままでよいのか心配で」と話した。現在の腎機能の状態と塩分制限の必要性、さらに検査値、血圧値が共に横ばいで安定していること、塩分制限が守られていることを話した。

診察時、妻は心配そうに同席し、医師に今後のことを確認していた。医師からこのままでやっていこうと言われ、患者は満足そうであった。診察終了後、苦笑いしている妻を患者は終始笑顔でみていた。「だから大丈夫と言ったんだ。またよろしくなー」と帰宅した。

筆者の存在を、「自分の生活を語ることができ、認めてくれている人」と患者自身が認識しているのではないかと感じた。そして、この患者の生活の支援者になれたように思った。

事例のまとめ

外来で過ごすわずかな時間で、患者の生活をとらえることは難しい。これから先、支援していくためには、患者自らが生活を語ることができるような信頼関係を築くことが、まず必要である。そのためには、傾聴、コミュニケーション技術、人間関係構築力が必要となる。

今回のケースは、初対面時に自己紹介し、自分の立場を明確にしたこと、診察日を確認し連絡をもらえるように、毎回診療介助者へ筆者の連絡先を伝えたこと、プライマリであることをカルテに表示したこと、相談時にプライバシーを守るため個室を確保し環境に留意したこと、毎回診察前に話す機会をもつように患者と時間を約束したことで、話しやすい環境調整ができた。これが奏効して徐々に信頼関係が成立し、受けもち当初には聞かれなかった「待っていた」という言葉が聞かれるようになったのだと考える。患者が語る生活を十分聞くように努め、わずかな変化をも見逃さず、承認の言葉かけが重要である。

現在も、Ｂさん自身が目標を設定し、塩分制限をつづけており、腎機能は横ばいで経過している。糖尿病性腎症は、他の腎症と比べて透析導入が早いと言われている。Ｂさんがあとどれくらい保存期に踏みとどまれるかはわからない。しかしこれからも、患者の症状は緩和されたのか、セルフケアはうまくいっているのか、患者なりに頑張ったこと、あるいはうまくいかなかったことをきちんと聞いて、認めて支え、個別背景や実情を的確にとらえて、専門的な立場から動機づけ、支援を行っていきたいと考えている。

『看護学雑誌』第六十九巻七号に掲載したものを大幅に加筆・修正しました。

本舘さんの物語へのコメント

医療現場の主役の変化

長い時間を経過して、医療の主役は提供者側からようやく「中心は、患者」になった、といいたいところである。しかし、なかなかそこまで行き着かない部分と、振り子があまりにも振れすぎて極端に「患者中心」になってしまった部分とがある。実は、医療現場の実態はかなり複雑な様相を呈している。今後、確実なことは、医療費抑制政策は継続されるだろうし、超高齢社会に突入するのは時間の問題であることである。「治療(入院)」から「セルフケア(外来通院・在宅)」へ、という流れはさらに加速する、ということである。

外来看護師であった本舘さんは、海外での入院体験から看護師の役割について考えていた。腎疾患の患者を中心にかかわっており、Bさんはその中で一番忘れられない患者だそうだ。

Bさんに対して、食事に関する日常生活指導について何度も実施し理解、了解していると思っていたところ、実はBさんは「小言」ととっていたことがわかりショックを受ける。そこから方向転換を図り「患者主体の生活指導」へと変えていく。その際に「患者との信頼関係」が鍵になると実感する。本舘さんは、従来の外来看護の担当制を「プライマリ制」、つまり継続担当制へと変えて、新たなシステムを創った（指導・相談を効果的にする）。継続してかかわっていく中で「孫から言われた一言……長生きしてほしい」と言われ入院する気になったことを知る（動機要因）。患者さんを、「押す形」から「引いて待つ形」に変えると早速効果が現れ「今日は来るのが遅いね」と待っている言葉が出てくる。次には「家族」を巻き込み、妻と共に聴く患者に「生活の支援者になれた」と感じる。

個別性をとらえてより効果的な方法により支援する

この間の、患者-看護師関係が次第に変化し、動いていく様子が詳細に描き出されている。相手との関係がどのように動いているのかを観察しながら、その時々に相手にふさわしい方法を用いて、より効果的にかかわる能力、「対人関係能力」は、特に「保健指導・生活指導」において重要なスキルである。患者・家族のその時々の反応は、看護師の実施している方法に対する評価である。瞬時の評価をとらえて方法を変えていく、ベナーの言うところの「エキスパートの瞬時の臨床判断」と「ケア技術」である。これらは、豊かな臨床経験がなければ獲得できないものである。ベナーは、看護実践領域を７つに集約したが、本舘さんの援助は、そのうちの「援助役割」と「教育とコーチング」を中心としたものであることがわかる。

セルフケア技術提供の価値

「透析療法はしたくない」と言っていたBさんは、実は三年後に透析療法を受けることになった。久しぶりに出会った彼女にBさんが「(あなたを)忘れるものか！」と開口一番言ったそうだ。そこには患者-看護師関係を超えた信頼がうかがえる。患者・家族の努力と、このかかわりがあったからこそ、Bさんの透析療法に入る時期が遅くなったのではないだろうか。治療に入ると技術料で診療報酬上の点数が入るが、予防の場合は、現時点での看護師の技術料はない。医師の行う「投薬、手術等の非日常的な行為が多い治療法」に対して、「より健康的に、病気にならない具体的な方法」は、あまりにも日常的な方法であるがゆえに、また見えにくいために評価は低い。しかし、「超高齢社会」の中で、「患者さんがその気になったら、自宅で自ら実施できる自分に合ったセルフケア」は、医療費抑制の時代の鍵となることは間違いない。自らの身体と家族の健康管理について病い体験を通して学習し、さらに地域ぐるみでの健康管理へと広げていくのである。

聖マリアンナ医科大学病院で実施している、セルフケア促進のための看護支援「マリアビタミン」は、まさに「地域住民が自ら考え、実施する健康教室」である。本舘さんら看護師の発案で実施し、医師、薬剤師、栄養士らが次々と参加し、定例で開催されている。

病院は健康の拠点のみならず、今後、生と死を通して学ぶ、地域における知の拠点へと進化していくのではないかと考える。その担い手として看護職が最もふさわしいと社会の人々は賛同してくれるだろうか。

小児外科病棟の出来事と二十年後の再会

いのちの現場で働く看護師は、いのちのもつ不思議な力を知っている。

これから紹介する四編の物語は、私が長い看護師人生の中で経験した不思議な巡り合いを描いたものである。それはもう三十年も前の、私が小児外科病棟の師長だった時に端を発している。

早く元気になーれ

陣田　泰子

朝の申し送りで

「え、この名前。でもそんなことあるはずがない……」。病院の夜はさまざまなことが起きる。その日、当時看護部長であった私は、朝一番の仕事である夜勤師長から夜間のできごとを副部長らと共に聞いていた。夜勤師長が言った「腹痛で外科病棟に入院したこの患者、当院の看護師です」という言葉に、「まさか。ねえ、もう一回名前教えて！」と問いかけていた。

夜勤師長は、驚く私に再度フルネームを伝えた。珍しい名前だった。同姓、あるいは同名はよくあることである。頭をよぎったその人は同姓、しかも同名だった。そして思わず「年齢は？」と聞いた。「二十五歳です」「うーん、おかしくないけれど……」「どうしたのですか？」と一緒に聞いていた副部長が尋ねた。「私が小児外科病棟（六階東病棟）に勤務していた時に入院していた子どもと、苗字も名前も一緒なの」。

隣は病院長室だった。すぐに私はＮ病院長に会いに行った。病院長は、二十年以上も前ではあるが、当時私が小児外科病棟に勤務していた時の医師であった。

病室で二十年ぶりの再会

病院長は在室していた。「先生、Ｍちゃん、入院しているんですよ。今、マリアンナの看護師をしているんですって」。私は、前置きもなく言い始めた。しかし病院長は、私が伝えたその名前だけで誰のことか即座に了解し、冷静に「え、どれ、今見てみるわ。イレウスの疑いか……」と、すぐさま電子カルテを開いてつぶやいた。

その後、私は病室に直行した。名前を探しながら部屋に入っていった。ベッドに寝ていたその看護師は、看護部長である私の顔を見て起き上がろうと反射的に身体を動かした。「いいの、いいの、そのままでいて。ねえ、あなた、昔、六東に入院していたMちゃんなの？」。当時小児外科病棟の看護師たちみんなで呼んでいた名前を呼んで、確認した。「そうです……」「えー、この病院で働いていたの……。知らなかった。私のこと、その時の師長って知っていたの？」矢継ぎ早に尋ねる私にとまどっていた様子だった。面会は短時間で終えた。どうやら、そのあと病院長も病室を訪問したようだった。「大丈夫だ、そう長くならずに帰れるよ」と、看護部長室に立ち寄って話して行った。Mちゃんは、一週間で退院して行った。

彼女は当院で生まれてすぐ緊急手術が必要となり、手術をして助かったのだった。その後大きくなったら看護師になってマリアンナで働きたい、と思ってその夢を実現したのだという。それから二十年以上もたってから当時の病棟師長と診療部長だった医師が、看護部長と病院長となって同じ病院内で再会することを、一体誰が想像しただろうか。

看護師ってすばらしい

その一年後，退官する病院長の「お別れの会」が行われた。小児外科病棟ゆかりの人々が大勢集まってきた。当時の師長として挨拶をするように言われ，懐かしいあの頃の話と共に，Mちゃんが看護師として働いていること，驚きの再会をしたことを話した。

宴もたけなわとなって隣の声も聞こえない中，病院を退職した後，今は静岡の病院で働いているSさんが近寄ってきた。「婦長さん，さっき話していたあのMちゃん。あの晩，緊急手術になった時，私夜勤だったんです。I先生が，『生まれたばかりの子どもが手術になる，重症らしい，危ないかもしれない』って言われて準備していたんです。病棟に移動してきた赤ちゃんの顔をのぞいて，I先生が『大丈夫，これなら助かるぞ!!』ってすぐ言ったんですよ」。

一目見て，これは助かるぞ，と言った医師のすごさを一所懸命私に伝えようとしている彼女をしみじみと見た。二十年以上も過ぎた病棟の出来事，そして言葉の一つひとつを，今でもはっきりと覚えていて，一瞬でその時に戻ることができる看護師って一体何だろう。看護師ってすごい人たちなのだと，お互いの声も聞き取りにくいざわめきの中で，その時はっきりと私は思った。

病室での同窓会

随分前に、小児外科病棟で一緒に働いていた看護師が二人戻ってきた。一度退職をして二十年ぶりの古巣マリアンナでの勤務であった。勤務を始めてようやく一か月が過ぎようとしていた。二十年前に一緒に働いていた当時の医師二人にも連絡がつき、夕食を一緒にすることになった。話は盛り上がって、まるでバック・トゥ・ザ・フューチャーならぬ二十年前に一気に時間がさかのぼる気分だった。

時間も過ぎ、終わり間際に「そういえばいま、K君、入院しているんだよな」と一人の医師が言った。またまた終わりかけた話が再燃し、最後に「病室に会いに行ってみようよ」ということになった。K君は、ヒルシュスプルング病で出生直後から入院をつづけ、七歳で退院した子どもであった。ようやく退院したものの、合併症の発熱や肝炎等で何度か入院もくり返していた。その彼が今、入院しているという。再就職した看護師二人にとっては、新卒時代に働いていた小児外科病棟時代で、K君との出会いからゆうに二十年は過ぎているから二十代になっているはずだ。

病棟を訪ね、就寝時間直前、何とか間に合った。「顔、お互いにわかるかなあ……」。二人が心配そうにつぶやいた。カーテンを開けて、五人で顔を出すとK君はびっくりして起き上がった。医師が「K君、Tさんが会いに来たよ」。二人の看護師は「K君、わかるかな、看護師のTだけど。えー、大きくなったね」「顔はわからないけど、名前は覚えている」とK君は言った。「名前覚えている？　ほんと？　K君が初めて動物園に行った時、私がついて行ったんだよ。動物園に行ったこと、覚えている？」と、しばし話をつづけて、あっという間に面会時間終了のオルゴールが鳴る時間となった。

わが家は病院

K君は、二歳の時「水痘」にかかってしまった。入院をつづけていたので院内で感染したことになる。通常なら一～二週間で治るのだが、二か月つづいた。体中が痒くてたまらないK君は、体をシーツにこすってはあちこちに傷を作っていた。「水痘だからなあ。仕方ない」と言う医師に、看護師は「これ以上痒みを我慢させたらK君、気がおかしくなってしまう。何とかしてください」と話したが、痒みを止めるよい方法はなく、シーツにはこすった血の跡が消えることはなかった。

そんな時、C看護師が夜勤で部屋に行くと、姿を見たとたんにK君は歌を歌いだした。その頃、覚えたてのチューリップの歌だった。そして次にゾウさんの歌。次から次と歌を歌って聞かせてくれたのだ。痒くてどうしようもない中で、看護師に聞かせたくて大きな声で歌ってくれたのだった。看護師は聞きながら涙が流れて「もういい、いいよ。K君」と伝えるが、一所懸命看護師に聞いてもらいたくて歌を止めなかった。翌日、夜勤の申し送りの中で、C看護師は昨晩のことをみんなに伝えながらまた泣いていた。

そのような入院生活をつづける中で、三歳の時に初めて動物園、そして初めてディズニーランドに病院から出かけて行った。病院が自宅であるK君が、初めて病院である家を出て見る社会だった。その必要性をカンファレンスで検討し、医師、看護師付き添いのもとで実行したものだった。

でずにーらんどいったけど
みにーちゃんとしゃしんをとれなかったので
さみしかった。
きしゃにのれなかったのかざんねんでした。
どなるどとみっきーまうすとぷーさんと
いっぱいしゃしんとりました。

『早く元気になーれ　小児病棟の子どもたちの作品集』（医学書院）

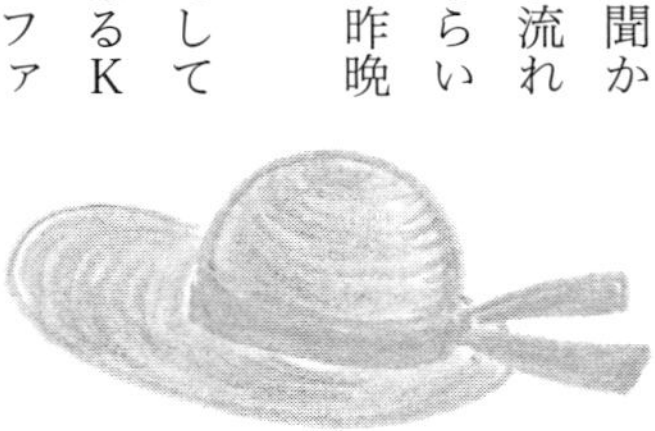

「早く元気になーれ」、この詩ができる時代を患者として精一杯生きていた子どもたち、そして少しでもよくなって欲しいとケアをつづけていた看護師と医師たち。二十年を経て、また同じ病院の中にいる不思議な巡り合わせ。病院はファンタジーの世界でもある。時々そう思う。

入院した病院の看護師を目指す

元聖マリアンナ医科大学病院
山崎　雅

いつも守られているという安心感

私は自分の誕生日会を開いてもらう度に、母親が「本当によかった。ここまで元気に働けているのが奇跡！　マリアンナのような大きな病院で生まれたからいのちが助かって、本当に感謝ね。マリアンナはいのちの恩人」と話すのを聞きます。と言うのも、私は生まれてから「小腸閉鎖」であることがわかり、生後二日目に開腹手術をして、術後約七か月の間、この病院で入院生活を送っていました。もちろん、私自身は記憶にもなく、腹部の傷跡と両親の話から、当時の自分について知りました。

手術は成功し、両親は担当の先生にとても感謝していました。母は面会時間、点滴につながれている私と居合わせる時は涙を流す日も多々ありました。キリスト教信者である母は、院内の聖堂に行っては私のことを祈り、神父様にもお祈りと励ましをいただきながら、毎日欠かさず病棟に通っていたようです。そんな母親に、いつも優しく声をかけてくださったのは病棟の看護師の方々でした。同時に看護師の方々は、私の母親代わりとなって全力投球で看護・育児に当たってくださっていました。そのように、看護師たちに存分に可愛がられて育ったからこそ、今の自分がいるのだと気づかされます。看護師はとても大切な存在でした。

退院後も、当然入退院をくり返すだろうことを予想していたのですが、長期入院していたという面影を感じないほどに回復が早く、日常を取り戻していったようです。両親はそのような私を見守りながら、たとえ異変があっても、マリアンナの看護師の行き届いた看護と母親のような対応をいつもお願いできるという安心感、そして感謝の中にいました。

看護師を目指す

そのような中、私は小・中学生の頃は保健委員として活動しており、幼少ながら擦り傷等で保健室を訪れる仲間の手当てをする等、看護師の真似事のようなことをしていました。当時私は、誰かの手当てをすることや何かに奉仕することがとても興味深かったことを覚えています。意識としては、まだ抽象的で何となくでしかなかったのですが、この頃から看護師を目指すようになったのだと思います。

そして高校生になった私は、中学の頃から始めたハンドボールの部活動を、体調を崩すことなくつづけていました。

高校三年生になり、今後の自分の進路を真剣に考えるようになった時、さまざまな職業がある中で、昔から興味を感じていた看護師を心のどこかで選んでいる自分がいました。両親から看護師への志を勧められていたこともあり、それからは部活動に打ち込んでいた毎日から一転、看護学校受

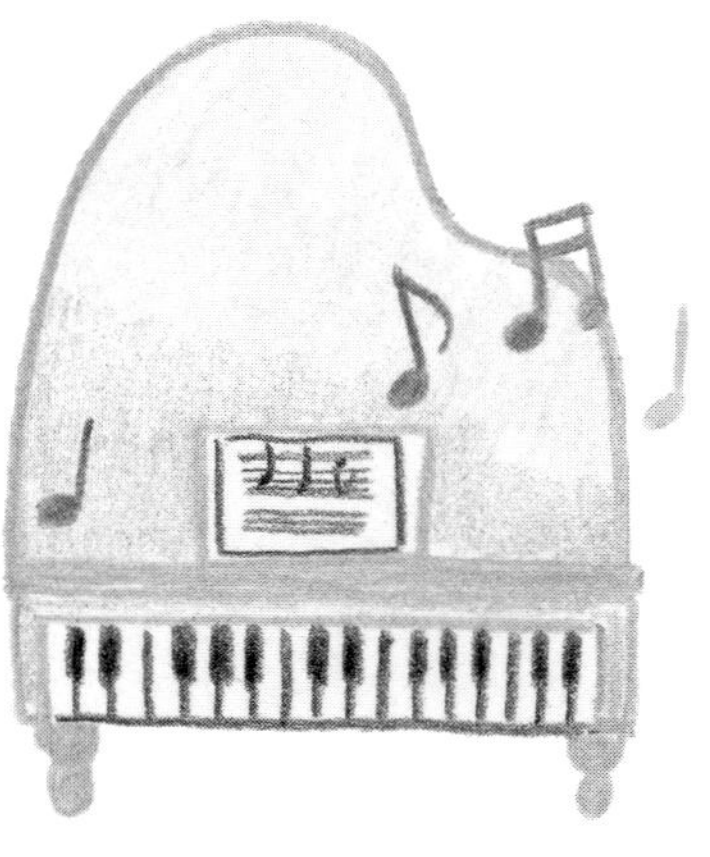

験のために勉強に励みました。

受験予定の聖マリアンナの看護学校は自宅からも近く、私の中では自分の生まれた病院であることや小さい頃から院内の聖堂に通っていたこともあり、身近で親しみのもてることの看護学校を受験することに決めました。合格が決まり、両親はもちろんのこと、皆が喜んでくれました。

入学後、自分としては今までの学生生活の勉強の中で一番集中できたと思います。臨床に出て緊張しながら行った実習等、とても内容の充実した三年間でした。忙しいながらも無事に卒業することができ、看護学校の皆と一緒に国家試験にも合格することができました。合格の時の喜びは何にも代え難いものだったことを覚えています。

いよいよ就職の段になって、自宅の付近にもいくつかの病院はありましたが、看護学校の実習を重ねるうちに、「自分はここで働くことになるだろう……」という予感もあり、卒業後はそのままマリアンナへの入職を決めました。やがて私は、実習の機会の多かったことや、患者と病棟スタッフとの間での楽しく明るいイメージのあった整形外科を希望し、念願叶って整形外科病棟での新人看護師として働くことになりました。

実際に働いてみると実習の時とは違い、責任がともなうことを肌で感じ、緊張の中で働く反面、自分が生まれ、入院中お世話になった病院で看護師として働けていることに、恩返しの気持ちと夢が叶えられたという充実感を感じながら仕事をしていました。私はそこでさまざまな疾患や損傷を負った患者たちと出会い、かかわることができたことは深く心に残っています。

奇跡の再会

学生時代から体調に問題なく過ごしてきましたが、働き始めて二年目の頃から、私は時おり腹痛・嘔吐等の症状が出始めるようになりました。診断の結果は「イレウス(腸閉塞)」と出て、生後の開腹手術をしたことによる腸の癒着からくるものとわかりました。やむを得ず緊急入院することになり、それからは、二〜三週間くらいの入院を何度かくり返すようになりました。

二、三回目の入院の時だったでしょうか。何日か経って、症状が落ち着いてきたある日、病室のドアをノックする音が聞こえてきました。訪室くださった方は、なんと陣田看護部長(当時)だったのです。部長が来られたことに驚き、私は一所懸命に頭の中を整理しようとしていました。

看護部長が、「山崎さん？　私、陣田です」と挨拶されても、私は何も言えず、ただ「はぁ……」と聞くのみでした。「イレウスだって？　山崎さん生まれてすぐに手術して小児外科に入院していたでしょ？　私、当時小児外科にいたのよ。名前を聞いて何となくあの時の子なんじゃないかしらと思ったのよ」と話してくれました。私はようやく状況を察知できた状態で、そしてこの時初めて、当時、私のことをお世話くださった看護師さんに出会えた瞬間でした。私はすぐに両親に報告し、両親も驚いていると同時にとても感動していました。

陣田看護部長は、私が看護師として自分の生まれたこの病院で働いていることを知り、とても喜んでくださっているのを感じ、これをきっかけに私自身もとても親しい関係に感じることができました。その後、当時小児外科の先生でいらっしゃり、私の手術を担当してくださった病院長にもお会いすることができ、大きな驚きでした。そして、現在の私の姿を見ていただくことができました。

私の原点

私は、マリアンナで生まれてから今までのことをふり返ってみると、さまざまなことすべてが見えない糸で結ばれているように思えます。これは偶然ではなく、神様の計画だったのでしょう。マリアンナで生まれ、疾患が見つかりそのまま入院したこと、退院後、成長期を経て看護学校で学び、マリアンナに就職できたこと、就職後も守られていること、そして二十年以上経てから陣田看護部長が訪ねてくださったこと、すべてが今につながっているように思います。まさに看護部長との再会は奇跡的でした。私の人生を支えてくださるすべての方々に心から感謝しています。

マリアンナでさまざまな経験をさせていただき、看護の原点として重要なことを学ばせていただいた患者との出会いもありました。今は別の病院で新たに学ぶことがあり、自分なりに日々自己の向上に努めているところです。

マリアンナは私にとって、また私の家族にとっても意味深いところでもあり、今を元気に過ごすことができている私自身の原点、故郷のようなところであることに相違ありません。

概念化レポート②

今、私を支える二十三年前の体験
――小児外科病棟での看護

聖マリアンナ医科大学　ナースサポートセンター　竹内　久恵

1．一番忘れられない患者との場面

■動物園への外出計画

今から二十三年前、小児外科病棟に新人看護師として配属された当時、長期入院していた二歳になるK君は、私にとって一番忘れられない患者である。

K君は、全結腸型ヒルシュスプルング病で、出生時よりNICUを経て小児外科病棟に入院していた。経口摂取による栄養管理が困難であり、IVH（高カロリー輸液）の挿入を余儀なくされていた。そのため、出生時より一度も家に帰った経験がなく、退院の見通し

も立っていなかった。三歳になったK君は、言葉発達に遅れがあり、ほとんど言葉を話せなかった。

ある時、K君に動物園の絵本を読んでいた私は、K君がまったく動物に関心がないことが気になった。K君は、病院以外の生活体験がないため、刺激が少なく、ストレスも強い。「K君を動物園に連れて行くことができないだろうか？」。新人看護師同士の会話の中で思いついた、少し突飛な発想ではあった。このことを先輩看護師に提案してみた。しかし、返事は「どう考えても、無理でしょう」だった。

「でも、医師や看護師が同行すれば可能ではないか」。私は、研修医だったB医師に同じ相談をもちかけた。B医師は主治医に相談してくれると言い、私は再び、先輩看護師に相談した。答えはやはり、NOだったが、一人の先輩看護師から「カンファレンスで検討しよう」という電話をもらった。それから、B医師、主治医を含め、外出の意義や目的、リスク対応などを検討するカンファレンスを数回くり返し行った。そして、K君の動物園への外出計画は実現した。

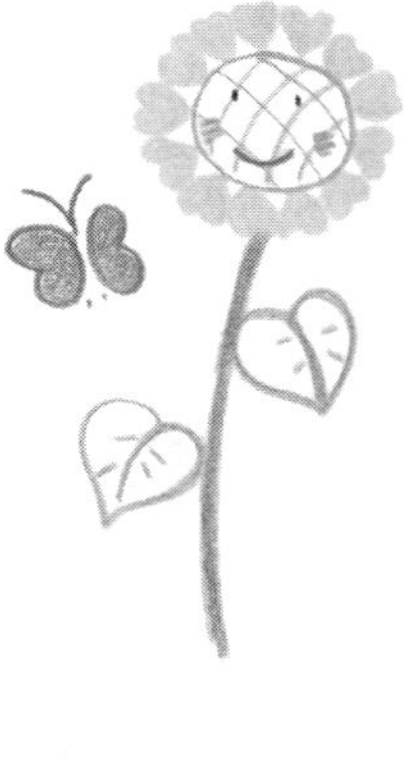

■親子関係の育み

K君は、大きな目を丸くしてキリンや孔雀を指差し、声を立てて笑った。父親は、K君を肩車に乗せて汗を流しながら、動物園を歩き回った。母親は、そんなK君と父親を嬉しそうに見つめ、お弁当を背負ってついて歩いた。どこにでもある親子の光景であった。違っていたのは、K君がリュックサックの中に入ったIVHを背負っていることと、私服を着た医師や看護師が楽しそうにそばで見つめていることだった。こうして、K君の外出は何事もなく無事に終了し、これを契機に、外出をくり返す計画が立案された。

K君の表情は、外出を進めるうちに見る見る変わり、発語も目覚しく増えた。どこか遠慮がちだった母親も、看護師のかかわりや外出を通して、自信をもってK君の世話をできるように変化した。また、父親に対しては、父の夢であった「自分の子どもと一緒にお風呂に入ること」を病院の浴室で実現させる等、父親の思いとすり合わせながら、K君の世話を指導した。これらの両親へのかかわりの中で、母子関係、父子関係は急速に育まれ、K君は目覚しい成長発達をとげた。

忘れられないもう一つの場面がある。それは、K君の数回目の手術前のことである。ある日の夕方、ナースステーションで記録をしていた私のテーブルを挟んで、二人の医師が口論になった。口論の原因は、数日後に控えたK君の術式についてであった。A医師は、機能していない腸管を広範囲に切除しようと言う。B医師は、できるだけ短く切除し、腸管を長く残すと言う。どちらの選択にも医学的根拠と説得力があった。次第に、二人の医師の声は高まり激しい口論となった。私は記録どころではなくなり、「患児にとってどちらが……どちらがベストなのか」と思いをめぐらせた。しかし、当事の私には判断がつかなかった。ただ、心に深く残ったことは、B医師が発した、「今は、腸管をつなぐことができないが、五年後、十年後になったらつなげるかも知れないじゃないか。その可能性を残して手術するべきだ」という言葉だった。この時、私は「小児医療には、現在の問題解決と共に、成長していけるように未来の可能性がある」と思えハッとした。そして、この〝小児医療の可能性〟が、長年、小児看護から離れられない一つの要因になっていた。

2. なぜ、その人を忘れずにいたのか

外出を進めるうちに見る見る表情が変わり、発語も目覚しく増えたK君を見て、子どもの発達や子どものもつ可能性を感じたこと。両親の援助を通して、母子関係・父子関係の確立や家族の変化を、初めて経験したケースであり、とても印象的だった。また、これに加え、自分の提案が取り上げられ、先輩の支援がありカンファレンス等を通して実現できたこと。患児・家族の変化につなげることができたことが、看護師としての大きな成功体験となったためである。

3．それは看護のどのような関心領域（テーマ）を示しているのか

小児は発達途上にあり、日々成長している。また、コミュニケーション能力が未熟なために、自分で自分の気持ちを十分に表現できず、周囲の大人にゆだねることが多い。このため、子どものそばに二十四時間いる看護師が、子どもたちの日々の変化（病状や発達）に気づき、回復や成長発達のチャンスを見極め、援助することが大切である。また、小児は、自分の身を守ることやセルフケア能力が低く、その多くを両親、とくに母親にゆだねている。母親の心理は子どもに伝わりやすいこと等から、小児看護に家族看護は欠かせず、家族の成長をもうながす看護が大切であると考える。私は、「子どもの可能性を信じ、回復や成長のチャンスを見逃さない看護」「家族に寄り添い、患児と家族の成長をうながす看護」がしたいと、いつも考えてきた。そんな看護をスタッフに伝えたいと思い、ベッドサイドを毎日回り、患児や家族とのかかわりを大切にしてきた。また、患児や家族は自分たちの看護を映す鏡でもあった。

4．そのテーマを今後どのように深めていきたいか

二十三年も前のK君を通じ、小児の成長発達への看護、とくに子どもの可能性を信じ、チャンスを逃さずにケアすることや、両親への援助といった小児看護の核となるものを学んだ。これと同時に、医師とのカンファレンスの重要性や、チーム医療の意義についても

治療とケアを通して学ぶことができた。また、私は、十八年ぶりに聖マリアンナ医科大学に勤務することになったが、こうして戻ることができたのは、Ｋ君を通して学んだ看護やチーム医療が、マリアンナにあったことに気づいたからである。

5．今、私が大切にしていること

私は現在、ベッドサイドを離れ、ナースサポートセンターに勤務している。ナースサポートセンターでの仕事は、良質な看護師を募集すること、在職者の働きやすい環境を整え、看護師をサポートすることである。私が聖マリアンナ医科大学病院で看護の核となるものを学んだように、たくさんの看護師たちに、看護の価値について学んでほしいと思う。そして、彼ら・彼女らをサポートすること、看護師へのケアが、患者ケアにつながっていくと信じケアしていきたいと思う。

ＩＶＨはライフライン

聖マリアンナ医科大学　吉田　一彦

生後一日目に開腹手術

一九八三年十月十二日、私は武蔵小杉の東横病院で生まれた。出生時の体重は約三七〇〇グラム。母子共に健康で、とくに異常はなかった。しかし、翌十三日、授乳時に嘔吐。異常が疑われ精密検査を行うため、聖マリアンナ医科大学病院に緊急搬送された。ヒルシュスプルング病であった。

ヒルシュスプルング病は、先天性の疾患であり、出生約五千〜一万人に一人の頻度でみられる稀な疾患である。腸の蠕動運動が行われず、お腹がパンパンに膨れ、嘔吐や便秘等の症状が認められる。腸閉塞、壊死、腸炎、敗血症等を引き起こし危険な状態に陥ることもある。根治には開腹手術を要し、正常な腸を引き降ろし肛門とつなげることが基本とされている。

私は生後一日目にして開腹手術を行い、神経細胞欠損部の腸管を切除した。現在、残存している腸は、小腸、大腸を含め約十八センチメートルほどである。私の場合、残存している腸が極めて短いため、経口では十分な栄養を摂取することができない。そこでＩＶＨを挿入し、高カロリー輸液による栄養管理を行うことになった。幼少期には、ＩＶＨと共に、胃瘻や人工肛門も造設していた。胃瘻からは、ＩＶＨと同様に高カロリー製剤を注入し、排便は人工肛門から行っていた。

ＩＶＨはライフライン

私は小学校へ入学するまでの約六年間、長期の入院生活を送っていた。私自身、当時のことは正直あまりよく覚えてはいないが、不思議とつらいとか、早く家に帰りたいと思ったことはなかった。

就学を前にヒルシュスプルング病の根治手術を行ったが、ＩＶＨを抜去することはできなかった。さすがに十八センチメートルの腸では、経口のみだけでは十分に栄養を摂取できない。二十六年経った現在でも、在宅でＩＶＨによる栄養管理を行っている。ＩＶＨは私にとって生命維持に欠かすことのできない「ライフライン」となっている。

就学を前に六年間の入院生活を終え、退院することになった。この頃からＩＶＨは夜間のみ自宅で行うこととなり、母親が管理していたが、高校生になってからはすべて自分で管理している。

自分は他人とは異なるという思い

就学するにあたっては、さまざまな問題があった。養護学校へ行くべきなのか、普通校へ通うことができるのか、ＩＶＨの管理はどうするのか。両親は、市の教育委員会や福祉事務所に何度も足を運んだ。そして、自分としては記憶していないが病棟でも学校の先生と健康管理上の注意点等何回か話し合い、医師をはじめとした周囲の方々のおかげで普通校の普通学級へ通うことができた。

中学、高校と進学していく中でも、とくに不自由は感じなかった。ただ、私自身の中で、自分と周囲を比較し、劣等感ではないが、周囲の子と何となく違うなという意識がはっきりと出てきたことも事実であった。友達に遊びに誘われても断らざるを得なく、誘う側も次第に遠慮がちになっていった。決していじめられていたという訳ではないが、自分から積極的に物事にかかわらなくなったというか、殻にこもるようになった。高校三年間は、本当にただ通っていただけという感じで、希薄なものだった。高校時代の思い出といったものはまったくない。

度重なる入院

二〇〇二年四月、高校を卒業した私は、臨床検査技師の国家資格取得を目指し、専門学校へ進学した。内部障害者の更生を目的とした施設の敷地内に併設され、臨床検査技師の資格以外にも、各種資格を取得することができる施設だ。さまざまな障害をもった人が全国各地から訪れ、生活を共にする。私は初めての寮生活を送ることになった。大変なことも多々あったが、自分と年齢も、障害も、経歴もまったく異なる人たちと共に生活を送ったということは、とても貴重な経験になった。

臨床検査技師の国家資格を取得するためには、３年間その知識を学び、国家試験に合格しなければならな

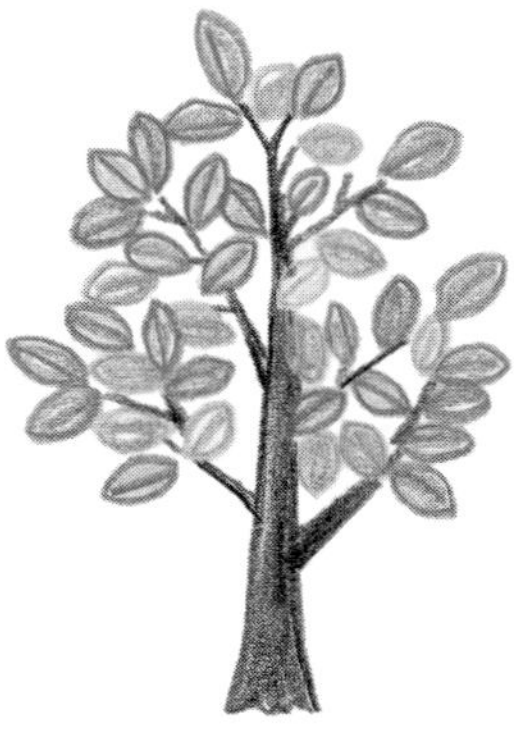

い。卒業、国家試験を控えた三年目のことだった。カテーテル感染を起こし入院してしまい、結局単位を取得できずに留年した。翌年、再び国家資格取得を目指すことになった。校則で留年が認められているのは、一学年につき一回のみ。後がなくなった。私の挑戦も四年目を迎えていた。しかし、その四年目に再び入院。何とか試験は受けることができたが、自分の勉強不足もあり合格点には届かず、退学することになった。専門学校を退学した私は、併設されていた施設の「経理・一般事務コース」に転科した。このコースでは、簿記や電卓計算、Ｗｏｒｄ、Ｅｘｃｅｌ等といった実際に就職した際に役立つ知識を学び、私も約3～4か月の間にいくつかの資格を取得した。

就職活動

資格取得と同時に実家に戻り、就職活動を始めた。夜間のみではあるが在宅でＩＶＨによる栄養管理を行っている。通勤に一～二時間もかけることはできない。通院もある。就業中に体調を崩すこともあるかも知れない。そう考えると自宅から近い場所ではないと通いきることができない。必然的に選択の幅は狭まっていったが、某電気機器メーカーの半導体企業を紹介してもらい、障害者枠として採用していただいた。配属された部署は、主に半導体の価格管理を行う部署だった。

無事に就職することもでき、安心していたが、またしてもカテーテル感染を起こし、入院してしまった。約三年六か月勤めたが、その間何度も感染を起こし入退院をくり返していた。とくに二〇〇八年七月から二〇〇九年八月にかけては長期入院となってしまい、病気欠勤扱いとなっていた。復職しても一か月ほどで再入院。仕事もまったく与えられなくなった。一年間ほとんど仕事に行けない状態だった。

上司にはその都度、病状を細かく説明し、診断書も送ったが、理解は得られなかった。内部障害者というのは、傍から見ると一見、健康そうに見えるものである。内部障害をもちながら社会で働いている人は、多かれ少なかれ私と同じような悩みをもち、そのジレンマと闘っているのではないかと思う。精神的にもかなりまいってしまい、二〇〇九年八月三十一日をもって退職した。

思いがけない再就職

再就職は、二〇〇九年九月二十八日から聖マリアンナ医科大学病院だった。顔見知りの方が多く、少々照れくさいが、何よりも自分の身体のことを皆さんに理解していただいているということは、心強いことである。

　私はＩＶＨを入れている限り、常にカテーテル感染を起こすリスクを抱えている。しかし、いまの現状では、ＩＶＨを抜去することはできない。ヒルシュスプルング病に関しては就学前の手術で完治しているが、残存小腸は十八センチメートル。ＩＶＨが不要になるには経口摂取のみで十分な栄養、水分を吸収できるようにならなくてはならない。そのためには、現在の医学では困難といわれる、小腸、大腸の移植手術を受けるしか術はない。

　私が健康な人と同じ生活を送ることができるようになるのには、まだまだ時間がかかりそうだ。だが、カテーテル感染さえ起こさなければ、私は普通の人とほとんど同じ生活を送れるようになった。いま私ができることは、体調管理をしっかり行い、お世話になった医師や看護師さんをはじめ、多くの方々に感謝し、精一杯働くことだと思う。

※イラストはすべて『早く元気になーれ　小児病棟の子どもたちの作品集』(医学書院)から、看護師・亀井広子さんのものを使わせていただきました。

四つの小児の物語

――今を生きていること、この不思議な力。そしてそれを紡いでいくこと

山崎雅さんの物語は、実は本書で執筆している竹内久恵さんらと共に、私が当時小児外科病棟で働いていた時の出来事である。「Ｍちゃん」はその時の緊急手術した生まれたばかりの赤ちゃんだった。その「Ｍちゃん」が、マリアンナで看護師になっていたこと、この驚きは、本稿の「朝の申し送りで」のところで記述した。「え、こんなことってあるかしら……」、あの時の「まさか、そんなこと……」という心の動きとその後の私の行動は、今でもはっきりと記憶している。

そして山崎さんのあと、つづけて書いている竹内さんは、その時共にケアにあたっていた仲間であり、最後のところの文章を記述している吉田一彦さんら入院中の子どもたちをケアしていた看護師だ。まず、竹内さんが三年前このマリアンナに戻り、そして何ということだろうか、吉田さんまで、いま共に働いているのだ。こんな不思議な出来事があるのだろうか。自分でも信じられない。

当時(昭和五十六年〜六十年過ぎ)、小児外科病棟の子どもたちが退院の時に書いた作文は、この時を二十数年経て『早く元気になーれ』(医学書院)という本になった。入院という体験、手術という生まれてはじめてのつらさを味わった子どもたち。でもその底力を、私たち働いていた看護

師はこの作文であらためて知ることになったのだった。痛さや、つらかった体験を「おなかに傷がついて、ブラックジャックみたいでかっこいい！」と書いた子どももいた。子どもたちの、乗り越えていく力、人間の可能性について、この作文は私たちに教えてくれた。

看護師として働きつづけてきたということ、そしてその中で「書くということ」は、どんな状況にも負けなかった小さないのちがあったことを証言者として書き残す、ということでもある。

この４つの物語のもつ不思議な力、「いのち」は、そんな〈人間の不思議な巡り合わせと力〉を教えてくれた。

物語を経て、今

方向は、正しいのだろうか

本書のまとめ・執筆を進めていくうちに、様変わりしている医療の現場とそこで働く看護師のありようを考えないわけにはいかなかった。

その昔、病院は特別な場所であった。「病院に行く」ということは、通常の生活とは異なる空間に足を踏み入れるような、そんな〈荘厳な〉感じがあった。お見舞いに行く時は身なりを整え、静かに、最小限の時間の中で「会いたい……」という思いを実現し、多くの「病院は自宅とは違うのだから……」という制約条件も、ごく普通に受け入れてきた。まして「入院した」ということは、人生の一大イベントであり、多くの「何かをしたい」という思いも「退院するまでは……」と耐え、限られた空間と人材と資源の中で「生活」してきた。

しかし、その流れのゆるやかだった「特別な場所」が徐々に一般化し、気がついたら工場のようにスピードアップしていた。それは明らかに二〇〇三年の「ＤＰＣ」以後からである。その指標である「平均在院日数」がみる間に短縮され、患者の名前も記憶できないまま次々と出入りし、なぜこんなに忙しいのだろう、こんなにあわただしいのは一体どうしたのだろうか、と思いつつも流れは変わらず、今では「しごく当たり前」の現象になってしまった。当たり前すぎて、この現象が「おかしい……」とも思わなくなっている。

病院も、当然経営的に成り立たせなくてはならない。しかし、本当にこの方向がよいことであると、国は、人々は、思っているのだろうか。

生きた記憶の保管者であること

人は大切な「いのち」が脅かされた時、時には手術などのように強制的に修復し、また時にはじっと息を潜めて治まるのを待つ。その場所は、家庭であったり、多くは病院である。病院は、回復を進めるための環境と、それにふさわしい人がいて大切な「いのち」を育み、最後の最後まで守るところである。

看護師は、ベッドサイドでそのいのちの姿を見てきた。九年ぶりに待望の子どもが生まれ、その子が幼くしていのちを失うような病いに罹ったと知った時、家族の嘆きの深さ、どうしようもない悲しみをみてきた。人間の強い力と、また無常な限界もみてきた。そしてそのことを看護師たちは、何年前であろうとしっかり記憶をしている。それは、シオバン・ネルソンが言った言葉そのものであることを今回確認できた。

「看護師は記憶の保管者として記憶する必要がある。そのために記録する責任がある」(二〇〇九年八月四日・第三十五回日本看護研究学会学術集会講演にて)

今回のストーリーは、まさに病いと共に生きてきた人々を最も身近なベッドサイドで見つめてきた看護師たちの記憶の綴りであり、その当事者を含めたいのちの物語である。

しかし今、看護師たちの記憶が失われようとしている。記憶できる時間がそぎ取られ、そのかかわりの質は希薄になり、いのちが見えなくなっている。

豊かな経験が蓄積できる、いのちの現場のいのちの学びを復活するために!

ヒューマン・ヘルスケア・サービスの根幹は「人的資源」である。ここへの投資を躊躇していたのでは、それはやがてすべての人々がその躊躇したツケを受けることになる。人は亡くなるその寸前まで、人間らしく生き、成長し、その人らしく生き抜くことができる存在である。看護師たちは、生きてきた間、その人がこだわってきたことを死の寸前まで可能にしたい、と奮闘している。しかし、看護師たちはそれを奮闘とは思っていない。当然の任務としてやり抜きたいのである。今それをやり抜くための人的環境があまりにも貧弱である。このままでは、次世代の看護師、看護師どころか医師や医療に携わるすべての人々(資源)を失うことになる。急がないと取り返しがつかない事態になる。

看護の大学は、この二十年で一気に増えた。しかし、しかし……、である。看護の教育のみならず医療人としての教育の全体像を描いて、超高齢社会、慢性疾患の時代の医療全体の担い手の確保、その中の看護師の役割と教育を実施しなくてはならない。このままでよいはずがないのだ。

ヒントは、ナイチンゲールにあるのかもしれない。没後百年になる二〇一〇年、十一月二十三日に日本赤十字看護大学にて『ナイチンゲール没後百年と「看護覚え書」百五十周年記念セミナー・人間が人間をケアすること』が開催された。同大学のフロンティアセンターのセンター長である川嶋みどり氏は、保健師助産師看護師法にある二大業務(療養上の世話と診療の補助)の「療養上の世話」と同義の「生活行動援助」の意義と価値付けが必要と指摘し、看護師は法的にこの業務を遂行する責務があると述べていた。先進的な高度医療により救命されたものの、新たな生のその先には「人間でないような事態が多々発生している」と話し、つづいて、安全で安楽、かつ安価な「看護技術」による人間としての最高の治癒があるという確信を、事例を挙げて説明していた。高度医療を否定するものではないが、高齢化が急速に進んでいく中で、人々が自ら工夫しながら地域の中で病いをもっていても、より健康的に暮していけるような働きかけ、これを実現するのが「看護技術」である、と力強く語った。これは人々が自身の健康を「看護」の本質を取り入れながら、細々でもより長く、そして自分らしく暮らしていけることを可能にするものである。

人間は、生きている限り可能性を秘めている。本書の中にもあったような「セルフケア技術」は、その可能性を引き出し、一人ひとりにあった方法を探り当てる方法である。「一般論・標準」を踏まえて、さらに「一人ひとりの個別なこだわりに沿って、その方法を探り当てる」のである。人間らしく生きたい、という人間本来のエネルギーの方向を目指した個別な働きかけであり、今後一層日常生活行動の「セルフケア」のあり方の探究と効果を実証し、その技術を含めた教育を強化することが急務である。ナイチンゲールが書いた「看護覚え書」は、看護師に向けて書かれたものではなく、すべての女性に宛てたものだという。いまこの時代であるからこそ、女性のみならずすべての人々に「看護の心と技」を広めていくことが必要なのである。

今すぐできることは、現在行っていることを表していくことだ。懸命に生きた人々を忘れずに、その記憶を紡ぎ、語り継いでいくことから始めよう。小さな波動が、やがて大きなうねりになることを期待して。

第3部

師長のものがたりから

佐藤紀子 編

「師長のものがたり」に見えてくる看護師の姿

師長たちの拠り所

「師長」と呼ばれる看護師は、一体どのような人で何を役割とし働く人たちなのだろうか。そして「師長」と呼ばれる人たちの胸の中に去来する風景は、どのようなものなのだろうか。

私は、自分自身の看護師経験、特に臨床での最後の仕事となった婦長経験（私がこの役割を担っていたころは、「婦長」と呼ばれていた）の中で刻んできたさまざまな記憶を、大学の教員になってからも拠り所とし仕事をつづけてきたと感じている。そこで今、改めて師長と呼ばれる人たちの臨床、つまり患者や家族とかかわる場面での臨床を描き出したいと考え、ここで紹介する五人の師長たちの印象に残る出来事を私の経験と重ね合わせながら考えてみようと思う。

近年、「師長」と呼ばれる人たちは、高度化・専門化した医療の場においては患者への直接的なケアの提供をすることよりは、安全で効率的なベッド運営や医療現場で仕事をする看護師等の人材育成の役割が期待されているだろう。また高齢者の多い療養型の施設では、転倒や転落等の事故の発生の予防と起きた時の対処に追われる日常があるだろう。さらに、年々不足が懸念されている看護師の離職を防ぎ、新たな看護師を受け入れ、医療の最前線で働くこれらの職員のモチベーションを高め、事故を未然に防ぎ、事故が起きた時は患者や家族に対応し、そこから学び対策を検討する……。現場で働く多くの師長と言われる人たちは、そのような状況の中で仕事をつづけている。彼女・彼らは何を拠り所にこの仕事をつづけているのだろうか。

看護師を支えるもの

私は二十年来、看護師の「臨床の知」を探究する仕事に取り組んできた。その中で出会った多くの師長たちは、看護師としての豊富な体験と、その中で経験した挫折や喜び、多くの患者や家族との出会い、共に働く看護師や上司、医師や異なる職種の人たちから実に多様な影響を受け、支えられ支えながら「看護師」という仕事を継続していた。一方、一九九〇年代に創設された認定看護管理者の研修が始まったころより、師長たちは師長としての役割や機能を系統的に学ぶ機会に恵まれるようになった。そこで求められる師長の役割は、看護師としての今までの経験で得たこととは異なる経営学やマネジメント等の側面からの師長の役割だったかもしれない。しかし私は研修で出会った師長たちに、「どうしてあなたは仕事をつづけてきたのですか」と問いつづけてきた。私のこの問いに対して、「新人のころに出会った患者さんが、『あんたはいい看護師になるよ』と言ってくれた」「患者さんが亡くなる時に何もできなかった自分が忘れられない」「父を小学校六年生で胃がんで失い、その時から看護師になりたかった」「看護師になって夫をがんで、息子を悪性リンパ腫で亡くし、この仕事をつづけることが運命だと思っている」「何百人の人を看取り、悩み、自分の存在の意味を悟った気がする」等、看護師として経験してきた出来事とそのことによって築かれてきた今の自分を語ってくれた。

つまり、師長という役割を担う看護師を支えているもの、それは看護師としての実践であったと言えるのではないだろうか。

師長の臨床

ここでは、「師長である看護師」が書いた６つのものがたりをご紹介し、私が解説をすることで「師長のものがたり」に潜む看護師の臨床を描き出したいと思う。

ここでの「ものがたり」とは、過去の出来事を今のその人が記述し語ることである。おそらく、今も印象に残り語られるこのものがたりは、師長たちの原点でもあり、今後を指し示す道しるべであると思う。

ここに紹介する五人の師長たちは、私の所属する大学院の修了生や研修を通じて出会った師長たちだが、ここで語られるものがたりは、日本全国でこの役割を担うすべての師長たちに共通するある一面の姿を現しているのではないだろうか。そして、このようにものがたりとして語られる看護実践は、実は多くの先人、看護研究家たちが著した看護理論を用いて読み解くことも可能である。私は師長たちによって語られたものがたりを読み、看護学の研究者の視点から解説を試みたいと考えてきた。

ひとつめのものがたり

プロジェクターに込められた願い

東京都立駒込病院看護部師長／がん看護専門看護師

新井　敏子

佐久間さんのひととなり

佐久間さんは五十歳代後半の男性で病名は悪性リンパ腫。現在は施設に入居中の高齢の母親と二人暮らしで無職。以前は公務員管理職であったが、病気のために一年半前に退職した。仕事人間で仕事を通しての友人を多くもっている。

佐久間さんは自分の病気に関するすべてのことを知っており、また、人生のいろいろな局面を自分の判断で決めてきた。約六年前に悪性リンパ腫を発症し、約一年間抗がん剤治療を継続して寛解し約一年半の間その状態がつづいたが、四年半前、悪性リンパ腫が再燃した。その後、抗がん剤のレジメンを変えて治療をくり返してきた。放射線照射も部位を変えて何度も行ったが副作用が強く、骨髄抑制が起き、くり返し重症感染を起こした。治療の効果は一時的には得られるものの、すぐに悪化することをくり返した。一年半前には、感染が悪化し、血圧が下がり危険な状態に陥ったこともあった。その後、抗がん剤治療から緩和的な治療へと徐々に移行されてきた。

「下肢のリンパ浮腫を見てほしい」

がん看護専門看護師として看護師や医師からの相談(コンサルテーション)を受けることも私の仕事であるが、ある時主治医から佐久間さんの下肢のリンパ浮腫を見てほしいと依頼がきた。ベッドサイドへうかがうと、佐久間さんは「足の浮腫《むく》みだけでも何とかしたいんです」という。胸水が貯留し軽度の呼吸困難感が出現し、腋窩、鼠径、頸部、両側腰部等、触るとごりごりとした腫大したリンパ節が触れた。私はこれ以上浮腫の改善は望めないだろうと考え、彼に「現状でリンパ浮腫を改善させることは難しいと思う」と話し、そう考える根拠も伝えた。また、できることとしては、気持ちがよいと思える程度のマッサージとごく軽度の圧迫であると伝えた。彼は私の訪問のことを知り「マッサージをしてくれる人が来る」と期待していたようで、ひどくがっかりした。「僕には家族がいないからマッサージを頼めるのは看護師さんだけです。誰かにさすってもらいたい。マッサージ師を雇うことはできますか？」と言った。鍼灸師も診療報酬にのっとって活動していると考えると、入院中は難しいかもしれない。しかし、緩和ケア病棟で働いた経験がある看護師等可能であるか確認してみると返事をした。

彼の言葉で気になったのは「僕には家族がいないから……」であった。孤独感や寂しい気持ちをもっているのだろうかと考え「毎日来る約束はできないが、ときどきおうかがいはできる」と彼に話した。

帰りにナースステーションに寄り、看護師たちの意見を聞いてみた。「日中は落ちついて過ごされているが、夜間、二時から三時過ぎになると覚醒し急に不安が強くなるようで、そばにいてほしい、身体をさすってほしいと言う。『自分はこれからどうなるんだ』と時には涙を見せることもある。自分たちは時間があればそばにいるが、いつも時間があるとは限らないので、どうしようかと悩んでいるし、何かよい対処方法はないか何かと考えている」とのことだった。夜間一時間近く患者のベッドサイドにいるという看護師にねぎらいの言葉をかけて病棟を出た。日中に見せる顔と夜間に見せる顔には大きな差があると知り、患者は先行きの不安感や孤独感が強いのだろうと推察した。私は、看護師の役に立つことができるだろうか？　さらに患者の役に立てるだろうか？　思いをめぐらしながら、継続して患者のところへ訪問しようと決めた。

出入りする黒服の人

一日置いて訪問すると、「胸腔穿刺をして胸水を抜いたばかりなので調子がよい」と笑顔で迎えてくれた。早速足のマッサージをしながらいろいろな話をした。ジョークを交えながら「自分は仕事が大切だった」「仕事を通して多くの友人がもてた。仕事を通して多く語り合った」「仕事をする時は他人の話に耳を傾けることも大切だが、ここぞと思った時には自分の信念を貫くことも大切」等と話した。仕事に誇りをもち、仕事を生きがいにされてきた方だなと強く感じた。

マッサージ師の件は、知り合い等で頼める人がいないと難しいようだと伝えたが、この時はあまりがっかりした様子は見せなかった。その時、病室に黒のスーツを着た男性がやってきた。私がいることに気づくと「またあとでうかがいます」と出て行った。「葬儀屋ですよ。私と母の葬儀の相談をしています。でもそれももう終わりなんですよ。そのうち弁護士もやってきますよ。財産の処分についても話し合ってきました。でももう弁護士も終わりです」となんでもないことのようにさらっと話した。しかし、私は『えっ？　えっ⁉』とわが耳を疑った。

私はやっとのことで「いろいろ計画を立てて準備されているんですね」と声をかけた。彼は「財産は母が死ぬまでに不自由がないようにしたいし、幸いなことに私がこんなになっても十分なほど父が残してくれたんです。一番親しかった従兄弟は亡くなってしまったんですが、その妻と娘がよくしてくれるので、残りは彼らに使ってもらおうと思っているんです」「実は僕はこの病院で生まれましてね。そしてこの病院で死んでいくわけです。他の病院じゃなくてよかったと思っています」と、頷くしかできない私に向かって彼は一気に話した。そして「準備の終了と共に死ぬわけにはいかなくて……あとどれくらい生きるんだろう。これからどんなことが起きるんだろうって考えるとたまらなくてね。もう先が短いことはわかっているんだけどね。あと一か月なんて言われたらたまらない……死ぬのが怖い」と今にも泣き出しそうになった。

少し間を置いて「最近、大の字になって寝たいなってつくづく思うんですよ」彼は急に話題を変えてきた。「このベッドは狭くて小さい。もっと大きなベッド、ありませんか」と言う。よく聞けばもっと大きなベッドでごろごろしたいのだと。彼の身体のリンパ節は大小の腫瘤になっていて、体位によってはゴツゴツ圧迫され身の置き所がない感じがするためだろうと考えながら、彼にとって必要なことは何だろうと、そのことばかりが頭の中をぐるぐる回っていた。

彼のためにできること――カンファレンスで話し合う

主治医から特に夜間の不安や孤独感の訴えが強く、時には殺してくれと言うこともあり、どうしたらよいかみんなで考えたいので病棟へ来てほしいと呼び出された。主治医と研修医、精神科医、看護師長と病棟看護師数名、私が出席した。病棟看護師はできるだけ彼の希望に沿いたいと意見を出した。そのために個室にベッドを二つ入れて「ごろごろしたい。大の字になって寝たい」と言う彼の希望に応えたいと言う。ベッド二つで自分たちが動きづらくなることを恐れず、彼の希望を受け入れた病棟看護師に敬意を表した。

私は、佐久間さんが仕事人間であったこと、そのために人に迷惑をかけないように自分の死の準備を計画的に行ってきたこと、しかし、準備の終了と彼の死の時期は、彼が望んだように一致しなかった状況にあると思うと話した。彼は死に対して計画的に準備をし、十分覚悟もしてきたはずだった。しかし、準備が終了した今、何をしたらよいのかわからなくなってしまった。理性で割り切れていた自分自身の死が目前になった今、感情で割り切れないことに気づいたのだろうと、私が感じ考えたことを話した。

私たちが今できること、それは彼の希望に沿うこともその一つだが、彼の尊厳を保つことなのではないか。尊厳を保つ方法として、dignity therapy などが今注目されている。しかし、私自身紙面上で学習しただけであり、もう少し関係性を作り上げることが必要なように思うと話した。医師からは関係性を作るまでに時間がないのではないかと指摘を受けた。

ならば、特に夜間、彼からそばにいてとか、死にたいと言われてもそれは彼の苦悩であり、ジョークを言い明るく振舞うのも彼であり、自分のことは自分で決めるといったスタンスをもち、今まで仕事を通して社会の役に立ってきた人として丸ごと受けとめよう。彼は孤独かもしれない。しかし、彼が亡くなるその時まで、その生き様を私たち看護師がしっかり見て記憶にとどめるというスタンスをとろうと提案した。みんな頷き了承してくれた。

佐久間さんからのメッセージ

彼は今までの感謝の気持ちを表したいと、病院に最新のプロジェクターを寄付してくれた。そのプロジェクターが届いた日に、彼の病室で彼の診療科の医師たち、今まで入院したことのある病棟の看護師たち、入院がきっかけで友人になった人たち、彼の従兄弟の妻と娘がベッドが二つ入った彼の個室に詰めかけ、人があふれる中で上映会を行った。

彼が選んだのはＮＨＫの『人体の不思議「免疫」』の部分のＤＶＤだった。免疫に関係する白血球やリンパ球、マクロファージがＣＧで表された内容であった。彼の病気は悪性リンパ腫で病気自体が免疫に関係している。また彼は一年半前骨髄抑制により免疫が低下し敗血症になり、「死ぬほどの体験をした」のだった。彼はきっと、なぜ自分が悪性リンパ腫になったのかを考えてきたことだろう。そんな彼がみんなと一緒に見たかったのが「免疫」のＤＶＤだった。彼がそれを選んだ理由がわかるような気がした。

みんなでＤＶＤを見た後、佐久間さんがベッドの上で座ったまま挨拶をした。医師、看護師、友人の患者に出会ったことの感謝を述べた。その後「個人としては死んでしまうけれど、死は世代交代を生み、種としてはつづいていくと信じている」と語った。それを話しながら彼は涙を流した。私の頭の中でこの言葉がぐるぐる駆け回り、この言葉のもつ深さを感じながら意味合いを考えた。彼は最後に挨拶をする、そしてこの言葉を話すと決めて話したに違いないと私は確信した。この言葉は、私の胸にも、彼の周囲の人たちにも深く浸透したと感じた。

医師も看護師も口々に「今まで免疫について映像で見ることがなかったから、とてもよくわかった」「実際に動いているリンパ球やマクロファージを見て感激した」「画面が明るくて画像がきれいで今後も使わせてもらいたい」等の感想を述べた。彼は「そうですか？　少しでも皆さんの役に立てたらと思って」と笑顔を見せた。

私のやるべきこと

彼はその後一週間ほどして亡くなった。その間、胸水がたまり呼吸が苦しくなり、呼吸苦を取るために麻薬を増量した。夜間、「死んだほうがましだ。殺してくれ」などと話すこともあったと聞いた。従兄弟の妻とその娘が夜間付き添うようになり、彼はウトウト眠ることが多くなり、最期は眠るように亡くなったとのことだった。

病棟の看護師は、あの日のカンファレンスで統一したケアを最期まで行った。「彼の希望をできるだけかなえる」「弱音を吐いてしまう時も含めてそれが彼なのだと認識し、自分たちがしっかり見守るんだというスタンスをもちつづける」この二点を行うことで『彼の尊厳』が多少なりとも保てたのではないかと私は考える。私は最期までこの姿勢をもちケアに当たった看護師たちへ、彼からの言葉を伝えた。「この病棟で最期を迎えられることを幸せだと思う。看護師みんなによくしてもらった。心から感謝する」という言葉だった。

もう一つ私はやらなければならないことがあると考えている。それは彼のみんなの役に立ちたいという思いを伝えることだ。今私は、研修を行う機会も多く、当然プロジェクターを使う。そのときに五分くらいを使って、彼の生き様や役に立ちたい思いを簡単に紹介している。短くかいつまんで話しても拍手をしてもらえるときがある。そんな時「佐久間さん、あなたの思いはみんなに届いていますよ」と彼に話しかけてしまう。彼の生き様を伝える、これが彼にかかわった私のやるべきことと思っている。

ひとつめのものがたりの看護としての意味

ひとつめのものがたりを書いた新井敏子さんは、現在、師長という役職をもつがん看護専門看護師である。新井さんは臨床経験を積む中で多くのがん患者と出会い、がんの患者の支援のために仕事をしたいと強く望み、大学院に入学した。当時、大学院でがん看護学を担当して仕事をしていた私との出会いはそこから始まった。その頃、専門看護師になるためには、一定の臨床経験を積んだうえで大学院の修士課程で二年間学び、その後一年程度の期間を経て認定試験を受け、合格する必要があった。新井さんは、休職制度が確立していない職場で、三交代の勤務をしながらこの課程に臨んだ。それまでの二十年近い臨床経験の中で培った実践知と、新たに学習するがん看護学の知識を統合させ学習する姿はひたむきであった。大学院修了後認定試験に合格するまで、そして合格した後の新井さんの実践から、私は多くのことを学ばせていただいた。佐久間さんのものがたりは、新井さんの実践の一こまであり、新井さんが佐久間さんとの出会いの中で学び獲得したものが、現在の新井さんを創造していることがわかる。

師長とは、一般的には看護単位ごとに配置されている看護師で、看護単位の運営に責任をもち仕事をしているが、新井さんのように担当部署はもたずに組織横断的に仕事をする看護師もこれから述べるような活動をし、リーダーシップを発揮していることを考えると「師長」と呼ぶことに違和感はない。

五十代でがんに病み死を迎えること

看護を職とする看護師が描き他者に伝える患者は、いつも出会いに始まり別れで終わるという、いわば「ものがたり」として描かれる。看護師が患者さんと出会う臨床は、患者が病をもち病院を訪れることから始まることが多い。そのために看護師のものがたりは、まず患者の年齢や病名や病気のために変化している現在の状況から描かれることが圧倒的に多い。そして終わりの場面は「死」であることも少なくない。

佐久間さんのように五十代でがんに病むということは、私たち看護師にとって「若すぎる」という衝撃があり、がんに病む人たちの中でも複雑な状況にあると思う。五十代の人が五十代の発達課題を抱えているのは当然のことだが、その多くは仕事をもち、家庭と社会の中で大きな役割を担い、納税者でもある。平均寿命が八十歳を超える日本では、五十代の人にとって死はまだまだ先のこととしてとらえられている。しかし、五十代でがんに病み死を迎える人のなんと多いことだろうか。五十代での病いや死は、本人にとってもまた周囲の者にとっても厳しい。佐久間さんの場合も厳しい。

ところで、日本でがんの患者に「あなたはがんなのです」と真実を告げるようになったのは、ごく最近のことである。四十年近く前に私が看護学生になったころ、がんであることを患者に告げることは皆無であった。看護学校の学生だった私は、放射線科の病棟で実習をした時、患者用の記録が二通り用意されていて、私たちは師長(当時は婦長)から「患者さんに説明している内容の記録」を参照して看護に当たるように言われていた。一つめは真実が書かれた記録、二つめは「患者さんに説明している内容」が書かれていた。つまり、子宮がんの患者には子宮筋腫、肺がんの患者には肺の良性腫瘍、というように……。私たち学生は、「患者さんに聞かれても真実を悟られないように対応すること」について何度も念を押され、ベッドサイドに向かった。

しかし今では、人間の基本的権利としての「知る権利」が保障されるようになり、多くの患者は望めば「真実を知る」ことが可能になった。そしてそのことは、病む人と家族とそして私たち看護師に新たな課題を与えた。

「佐久間さんのひととなり」の記述から私は以上のようながん看護にまつわる看護師の歴史を振り返り、佐久間さんの置かれている状況を考えさせられた。特に、壮年期にがんに病み死を迎えることについて自身の年齢と重ね合わせ深く考えさせられた。

真実を話すということ

新井さんの「ものがたり」を読み進めると、「真実を話すことの厳しさ」を感じる。がんの進行にともない多くの苦痛を経験している佐久間さんが、「足の浮腫《むく》みだけでも何とかしたい」と言った時、新井さんは「現状でリンパ浮腫を改善させることは難しいと思う」と、自分の考えとその根拠を告げている。新井さん自身はがん看護専門看護師になると同じ時期にリンパマッサージの学校に通い、リンパマッサージの手技を行うことができる。その新井さんにとって佐久間さんによるこの「厳しさ」は、新井さんの訪室を「マッサージの人が来る」と思っていた佐久間さんにとっては予想外であったし、佐久間さんは自分の病状の現実に直面することになったのではないだろうか。そして、苦痛をすべて取り去ることはできないと告げた新井さんにとっても、勇気を必要とすることであった。医療者は、気休めや期待できない希望を伝えてその場を去ることもできるが、新井さんは真実を告げた。この時は、多くのがん患者と出会い、葛藤し、大学院で学びなおした新井さんにとって、そうしなければならない局面であったのだと思う。同じような経験をもつ私には、この時、新井さんの心は緊張し、ある意味で覚悟を決めてこのことを告げたのだと想像する。

そして不思議なことに、新井さんが勇気をもって真実を話したことで、佐久間さんは自分の命の置かれている状況を知ることになり、ここから新井さんとの関係が始まったのだ。新井さんは看護師にできること、つまり「緩和ケア病棟で働いた看護師に相談すること」を伝え、同時に他にできることはないかと模索を始めている。

看護師たちの思いを実践につなげる

新井さんは佐久間さんに出会った時には、自分のかかわりを本来の佐久間さんの担当の看護師である病棟所属の看護師に相談することを決めていた。

専門看護師の役割は、**①実践——個人・家族または集団への卓越した看護実践、②教育——看護職者への教育的機能、③相談——ケア提供者へのコンサルテーション、④調整——保健医療福祉チームの調整、⑤倫理的調整、⑥研究**である。新井さんは師長という職位をもっているが、一般的に一つの病棟の責任者である師長とは異なり、病院の組織内で横断的に活動している。つまり、がん患者のいる複数の病棟や外来、また化学療法などの治療を行う部門にも関与し、活動をつづけている。実際、多くのがん患者に直接的にかかわるのは病棟や外来にいる看護師であり、新井さんはその看護師と協働してがん看護を実践していることになる。佐久間さんについても日々看護を行っているのは病棟看護師であり、新井さんが佐久間さんとのかかわりの中で、佐久間さんが「足の浮腫《むくみ》みを何とかしたい」と訴え、自分が「リンパ浮腫を改善させることは難しいと思う」と伝えたことは、当然病棟の看護師に伝えなければならない。がん看護専門看護師と病棟や外来の看護師は常に綿密に連絡を取りながら、さまざまな問題を抱えている患者の看護を実践している。

新井さんが病棟看護師と話してみてわかったことは、佐久間さんが夜間誰かにそばにいてほしいと希望していること、看護師もできる限りその希望に応えたいがマンパワーには限りがあり、希望に添えていないことを気にしている様子であり、新井さんは看護師にねぎらいの言葉をかけ、自分の力で看護師たちに対してできること、佐久間さんに対してできることを考え始めている。

佐久間さんという人を知る

新井さんが一日おいて佐久間さんを訪室した時、佐久間さんは笑顔で迎え入れてくれ、今までの人生を新井さんに語っている。これは、看護師がある患者に出会い、唯一かけがえのないその人を知るという行為(knowing the patient)でもある。看護師が業務をこなすことだけに集中している時、患者を「手術後二日目のAさん」「今日入院してきたBさん」という認識をしていることが多い。しかし看護師は時に「がんのために手術を受けた二人の娘さんをもつAさん」「体重減少がつづいていたけれど母親の介護でなかなか受診できなかったBさん」という理解の仕方で患者に出会う時がある。あるいは「この人はどんな気持ちでここにいるのだろう」と目の前の人に関心を寄せてかかわることができる。そんな時看護師はknowing the patientを実感する。新井さんの中で佐久間さんの人となりが徐々に顕わになってきた過程が読み取れる。

そしてその時に予想外の出来事に遭遇する。佐久間さんは葬儀屋を病室に呼んでいたのだ。これは大変珍しいことのように思えるが、もしかすると看護師である私たちが知らないところで葬儀屋と話をしている患者は意外に多いのかもしれない。新井さんもこのことに大変驚いているが、その時佐久間さんは「実は僕はこの病院で生まれましてね。そしてこの病院で死んでいくわけです。他の病院じゃなくてよかったと思っています」と話している。佐久間さんが自分自身の命の終わりを悟り、この病院で死ぬことに意味を見出すという壮絶な時間を過ごしていることが伝わってくる。佐久間さんは新井さんという看護師の前で図らずも泣きそうになった。この場に看護師である新井さんがいたことは佐久間さんにとって重要なことだったと考えられるのである。

願いを聞き届ける

この時、少し間をおいて佐久間さんが言ったことは「大の字になって寝たい」ということだった。新井さんは叶えられないことと考え「自分にできること」を探していた。その後、主治医・研修医・精神科医・病棟師長・病棟看護師でカンファレンスを開いた時、病棟看護師が「大の字になって寝たい」という佐久間さんの希望に応えようと発言している。新井さんも意外な展開に驚いているが、私も新井さんと同感である。一般的には一人用のベッドしか入れられない個室に二つのベッドを入れることはできない。看護師や医師がケアや処置に入ることが難しくなり、特に看護師は食事や排泄の世話をする時に、身動きできなくなるからである。しかしこの時の看護師は、実行した。私もこの看護師に敬意を表したいと思う。そして佐久間さんにとっては「大の字になって寝る」という当たり前の、しかし病院という場においては当たり前ではないことができるようになった。

佐久間さんは病院に最新のプロジェクターを寄付した。その時、医師・看護師・家族が集まり「免疫」のＤＶＤの観賞会を行っている。「ドラマだなあ」と思う。ドラマの主人公になった佐久間さんは、この時生涯忘れられない時間を過ごしたのだと思う。

姿勢を保つ

新井さんはこのことを通して「がん看護専門看護師である自分をさらに磨きつづけなくてはいけない」と気持ちを新たにしたのだろう。私たち看護師は、人が病いに苦しみ、痛み、苦悩する姿を見つづけている。時には、機械的な対応でその場をやり過ごさなくてはならないこともある。新井さんもそういう場面を何度も体験してきたと思う。

しかし、佐久間さんとのかかわりのように、忘れられない出来事もある。自身が患者さんの気持ちに寄り添うことができ、そこから学ぶことができた時、看護師はその姿勢を保ちつつ次の仕事に向かうことができるのではないだろうか。

新井敏子さんのプロフィール

埼玉県立衛生短期大学第一看護学科を卒業し、看護婦(師)免許を取得。二十歳代は看護師として働きつづけることに心が定まらずに過ごした。東京都に入職し都立駒込病院で多くのがん患者に出会い、がん看護に大きな魅力を感じた。一時、都立の看護専門学校の教員や他の都立病院に転勤したが、がん看護に携わりたくて、都立駒込病院へ戻った。

二〇〇二年東京女子医科大学大学院看護学研究科実践看護学がん看護専門看護師コースに入学。佐藤紀子氏と出会う。二〇〇五年、日本看護協会のがん看護専門看護師の認定審査に合格し現職。

がん看護専門看護師としての活動のテーマは、「がんを持って生きる人をどう支えていくか」である。がん看護に携わった経験が長いのでほとんどの治療や緩和に広く対応できるのが強み。都立駒込病院はがん・感染症センターの仮称を持ち、二〇〇八年、都道府県がん診療連携拠点病院に認定されている。がん関連の認定看護師と仲良く協働しながら、日々その人にふさわしいがん看護の提供を考え奮闘している。

ふたつめのものがたり

三浦さんが子どもの入学式に参加できたことの意味

東邦大学医療センター大森病院看護師長　小原　雅子

看護の醍醐味を伝えたい

私がこの患者に出会ったのは、師長になったばかりの頃でした。

当時私は、婦人科・泌尿器科の混合病棟に師長として配置交替となりました。病床数58床、看護師は師長を含め二十二人。三十三歳の私が一番の年長で、看護師はすべて二十歳代という非常に若い看護集団でした。看護師には、私自身が看護師として勤務していた時に感じた「看護することの楽しさやすばらしさ、醍醐味を知ってほしい。感じてほしい。体験してほしい」と常に思っていました。そのため「どうしたら伝えられるのか？」と、日々考える毎日でした。

夏の頃、いつもの日課で、他愛無い日常会話と冗談を言いながら午前中の患者訪問をしていました。その方は三浦さんと言いました。六人部屋の廊下側のベッドに入院をされていました。当時は婦人科の患者は比較的高齢の方が多かったのですが、三浦さんは三十二歳と若く、その若さが私の印象に残りました。話しかけるとにこにこと笑顔を絶やさず、落ち着いていて穏やかに過ごされている印象をもちました。

看護室に戻った私は、三浦さんのカルテを開いてみました。そこに書かれていた病名は「sarcoma」。ザルコーマ…？　あまり知識のなかった私は、担当医である木村医師に病状を確認しました。木村医師は「子宮肉腫という病気で、手術をしたり化学療法を行ったりしてもなかなか生存は難しく、半年の山は越えられないと言われている」と教えてくれました。私は、「私よりも若いのに…。半年生きることができないなんて…。そんなことがあるの…？」と正直に思いました。

入学式に行かせてあげたい

日課のようにつづく患者訪問のある日、三浦さんのところに訪問した私は、病室の空気が三浦さんのところだけ重く感じ、いつもは笑顔の三浦さんがうつむいて暗い表情をしているのに気づきました。「どうかされましたか？」と声をかけたところ、顔を上げたその目には、大きな涙が浮かんでいました。驚いてしまった私は何も言うことができず、ぽろぽろと頬を伝って落ちる涙をそのままにし、側に付き添うことにしました。しばらくして落ち着いた時に改めてうかがったところ、三浦さんは、次のようなことを話してくれました。男女二人のお子さんがいて、兄のほうは来年の春、小学校の入学式をひかえているそうです。「初めての入学式だから、それにはどうしても出てあげたい。私は出られるのかしら…？」と話されました。三浦さんは担当医から「子宮がんであること、手術や抗がん剤の治療が必要であること」は説明を受けていました。ただし、予後のことは知らされてはいませんでした。三浦さんの言葉を聴いた時に私は、何の理由もなくただ三浦さんのその時の様子から「この人は、自分がそれほど長く生きてはいられないということを直感で知っているのではないか…」と感じました。そうであるならば、絶対に入学式には行かせてあげたい。行かせなければいけない…。私の中に使命感のような気持ちがわき起こりました。しかし、医師が言った「半年の山は越えられない」という現実。今は八月。今から半年経過すると来年の二月。入学式までは間に合わない…。どうすればいいのか…。自分の中ではっきりとした結論が出ないまま私の口から出た言葉は、「入学式に行きたいのですね。わかりました。来年のお兄ちゃんの入学式に行きましょう。そのために一緒に治療を頑張りましょう！」というものでした。なぜ、このようにはっきりと言い切ることができたのか、とても不思議です。しかし、今でもはっきりと覚えていますが、私の気持ちには一点の揺らぎもありませんでした。それどころか「この人は入学式に行ける。絶対に行ける!!」という確信に近いものがありました。

「死」に対する考え方は千差万別です。私は「死」とは、ただ一つ人間が避けて通ることができないものだと思っています。自分が大切にしているもの、愛おしい人々と万感の思いを胸に抱きながらお別れをしなければなりません。そうであるならば、死を迎えるその時まで、自分の時間を自分が納得のいく形でお別れができるように使わなければいけないと私は思っています。「死」は生きていくことを諦めることではなく、自分の人生のフィナーレを飾る最初で最後の大舞台だと思っています。三浦さんには三浦さんにふさわしい舞台を踏んで欲しいと思いました。そして、看護師である私たちは、この方の側に寄り添い、人生の終焉という舞台を作り上げるお手伝いをしてあげることができる数少ない職種だと思っています。三浦さんのことは、そのような私の心が私自身を動かしたのかもしれません。

入学式に行こう

三浦さんを担当していた看護師は卒後一年目の横田さんでした。私は、横田さんと木村医師に「来年の四月、お兄ちゃんの入学式にどんなことがあっても出席させる」つもりであること、それが三浦さん自身の強い望みであることを伝え、協力を依頼しました。

その後、三浦さんの表情は落ち着き、つらい化学療法を愚痴一つこぼさずにつづけていきました。しかし、皮肉なことに、化学療法が進めば進むほど体力はどんどん落ちていきました。病棟内を歩く姿が見えなくなり、ベッド上坐位で過ごす時間が増え、それもままならなくなると臥床傾向になっていきました。食事もほとんど取れなくなり、外頸静脈からCVカテーテルを挿入することになりました。また、身体的な変化も著しく、尿量が減少してしまい下半身の浮腫が強くなりました。検査の結果、両側の水腎症という診断がつき、左右の腰背部から腎瘻を挿入することになりました。また、腹部は腸管の動きがほとんどなくなりイレウスとなって、イレウス管を挿入することになってしまいました。

治療をつづけても元気になるどころか、どんどん落ちる体力、どう見ても決して楽観できる状態ではないのは誰の目にもわかります。一度も弱音を吐いたことがない三浦さんが、一度だけ私の前でポロリと言葉を発しました。「私、入学式に行けるのかしら…？」。

この時私は、反射的に返事をしていました。「大丈夫よ!! 絶対に入学式には連れて行ってあげるから…。」と。不思議なもので、このような状態になっても私は「この人は絶対に入学式に行ける！」という揺るぎない気持ちがあり、「入学式に行けない」状況はまったく考えていませんでした。そして、この出来事に前後して木村医師も「こんな状態じゃ、やっぱりムリかな…。入学式、行けないかもね…」と私に話しかけてきました。この時私は、状況から考えれば当たり前のことですが、それでも木村医師に対して患者の生きる希望をなくさせるような発言に怒りに近い感情を抱き、「何言っているの！ 担当医がそんな弱気でどうするの!! 絶対に入学式には行かせるのよ!!」と少々強い口調で言い返したことを覚えています。あまりの剣幕に、それ以降、木村医師は私の前では「入学式に行けないかもしれない」ということを言わなくなりました。

三浦さんの病状が厳しいため、最終的にご主人に入学式参加についての考えをうかがいました。入学式に参加することはかなりの体力消耗につながること、これがきっかけで死期を早めてしまう可能性があること、場合によっては、式の途中で病状が急に悪くなることも有り得ること等を伝え、少しでも一緒にいる時間を大切にしたいと思うならば、「入学式に参加しない」という選択肢もあることを伝えました。ご主人は、「入学式に出る」というそのことだけで今まで頑張ってきたため、どうしても連れて行ってやりたい。そのことで、たとえ死期が早まったとしても本望であること、入学式に出ないということになれば、生きる希望を失くしてしまうため、そこで力尽きるのではないか…と話してくれました。結論は、「どうしても連れて行ってやりたい」でした。患者本人・家族・医療者間で向かうべき目標がはっきりとしました。後は、そこに向かって突き進むだけです。

前代未聞のバトンタッチ

新しい年を迎え、世の中は新年のお祝いで賑やかでしたが、三浦さんの体力は日ごとに落ちていきました。日中もあまり話をすることもなくなり、ただ、入学式の日を指折り数えて待っているといった様子でした。三浦さんの様子を見ながら、「左右の腎瘻とイレウス管、CVカテーテルといったチューブを抱えながらどのようにして入学式に出席していただくか」が大きな課題となりました。現在入院している病院は東京都にあり、ご自宅は神奈川県です。三浦さんの現在の体力では、前日に自宅に外泊し、翌日学校へ向かうということは難しい状況になっていました。どうすればいいのか？　連日、担当看護師・担当医と話をし、患者にかかるリスクを十分に理解したうえで、早朝車で行くことが決まりました。途中で具合が悪くなったら救急車で病院へ戻る…、それを想定しての決断でした。

もうすぐ入学式といったある日、今まで会ったことのない婦人科の坂本医師が病棟に来て、「今、担当医とも話をしたけれども、神奈川県のA病院が三浦さんを一日入院させてくれると言っている。入学式の前日にA病院へ入院する。入学式の日は、A病院から直接学校に行けばいい。自分は入学式の前の日はA病院の当直日であり、入学式の日はA病院で外来をすることになっている。そのため、当院から三浦さんに付き添ってA病院まで行き、三浦さんは入院、自分は当直勤務に着く。三浦さんが入学式に行っている間は、自分はA病院の外来をやっている。外来が終わったら三浦さんと一緒に当院まで帰ってくる。それでいいでしょ…」と話し始めました。最初、坂本医師は何を言っているのか？と思って聞いていましたが、だんだん現実味を帯びてきて、最後は「先生、すごいね!! 今の話ホント?! 皆さんが協力してくださるんですね。感謝ですね!!」と言っていました。三浦さん本人・ご主人にそのことをお伝えしたところ、嬉しそうに了承してくれました。行き帰りの車は当院の救急車を使用することになり、横になって行くことが可能となりました。真っ暗なトンネルの中に一筋の光を見た…まさにそういう感じでした。担当の木村医師は口にはしませんでしたが、前代未聞の事態に医局でも三浦さんのことを検討してくれていたようです。

入学式に行けた

いよいよ入学式前日です。三浦さんとご主人、坂本医師は病棟の看護師に見送られながらA病院に向かって出発しました。私も「行ってらっしゃい!!」と元気に手を振って送り出しました。坂本医師には、翌日の入学式にひびかないように、夜間の疼痛コントロールをお願いしました。三浦さんの後ろ姿を見ながら、「何とか入学式が終了するまで、三浦さんの体力がもちますように…」と、ただそのことを祈りました。横田看護師の希望もあり、三浦さんの全身状態の観察と、万が一、病状が変化した時の初期対応役として横田看護師を向かわせることにしました。

横田看護師は、入学式当日は小学校の校門の前で三浦さんと待ち合わせをしていました。しかし、三浦さんは、待ち合わせの時間になってもなかなか来なかったそうです。どうしたのかと思っているところへ、三浦さんとA病院の師長さんが来ました。小学校の校門の前で横田看護師と交替しましたが、状況を師長さんへうかがったところ、当初の予定では、A病院を出発した後は直接小学校に向かうことになっていたそうです。しかし実際は、A病院を出た後、三浦さんの強い要望により実家へ立ち寄ったということでした。三浦さんは、母親らしくきちんとした格好で長男の最初で最後の入学式に出席したい、美しい母親として子どもの記憶に留まりたいと思われたのではないかと思います。そのような体力は残されていないであろう身体で、実家へ立ち寄り、きれいにお化粧をして、身体に挿入してあるチューブ類が目立たないようにふんわりとしたワンピースに着替え、学校へ来られたそうです。

あらかじめ医師と相談し、入学式には可能な限りチューブ類をロックしまとめるようにしていましたので、イレウス管はウロガードを外し、チューブをまとめて外からは見えないようにし、口元に大きなマスクをすることで対応しました。左右の腎瘻はロックすることはできませんでしたので、手元に紙袋を持ち、その中にウロガードを二つまとめて入れて持ち歩くようにしました。外頸静脈から入っているCVラインは、途中からチューブを外しロックをしました。

歩ける体力はもうありませんでしたので終始車椅子に乗った状態ではありましたが、入学式の間はしっかりとされており途中退席することも無かったようです。三浦さんは長時間座っていることはとてもできないくらい体力は弱っていたのに、式が終了するまでしっかりとされていて、子どもの様子をずっと見守っていたそうです。一緒に付き添っていた横田看護師はその時の様子をはっきりと覚えており、心から感動したと帰院後に話してくれました。

穏やかな最期

病棟で待っている私は、いつ体調を崩して帰ってくるか気が気ではありませんでした。こういう日は時間が長く感じるもので、救急車のサイレンが聞こえるたびに、また、病棟の電話が鳴るたびに「もう帰ってくるか、もう帰ってくるか」とドキドキしていました。

そのような気持ちの中、十六時頃に三浦さんは、車椅子に乗ってご主人・お子さんたち・看護師・坂本医師に囲まれて穏やかな笑顔を浮かべながらまっすぐ病棟のほうを向いて帰ってきました。その表情からは、入学式に出られたという満足感と達成感がひしひしと伝わってきました。ご主人もお子さんたちも皆さんが飛びっ切りの笑顔で、入学式の興奮冷めやらず…といった様子で、いろいろな話をしてくれました。ご主人に声をかけたところ、「入学式に行かれてよかったです。本当に有り難うございました」とおっしゃって深々と頭を下げられました。病室に戻った三浦さんは、満足感や達成感と同時に、かなり体力を消耗したのも事実でした。ベッドに臥床すると穏やかな笑顔のまま、眠りに落ちていきました。

それ以後、自分に残された時間をいとおしむように穏やかな時間が流れ、終始うとうとした状態がつづき、入学式から数日後に亡くなりました。本当に穏やかな死でした。ご主人も小さな子どもさんたちも取り乱すこともなく、最期の時を迎えることができ、お別れをすることができました。

「看護の種」を蒔く

人というのは、生きるための目標が明確になった時ほど強いものはないと思いますが、三浦さんはまさしくそのような方でした。三浦さんは弱っていく自分の体と心と闘いながら、一心に入学式の日に向かって生きていた方だと思います。私たちの体の中には、元来「生きる力」が備わっているのだと思います。私たち看護師は、人がもっている「生きる力」を引き出し、支えていくことが大切な役割の一つではないかと思います。また「死」は避けられないものであるからこそ、諦めではなく「納得して死を迎える」ことが大切なのではないかと思います。今回の三浦さんの件については、信じられないほど多くの医師・看護師、そして病院職員が快く協力をしてくれました。三浦さんとご家族を中心に太く長い線がつながり、施設・職種を越えた連携が図れたのだと思います。今でも当時の担当医である木村医師に会うと、三浦さんのことが話題になります。私たち看護師と同様に、医師にとっても印象深い患者の一人となったようです。当時三浦さんを担当していた横田看護師は、現在、この病院から離れ地域へ出ており、ホスピスケア施設で働きながら在宅で終末期を迎える方の訪問看護をしています。

管理者の仕事は目に見えないものがほとんどですが、今回の三浦さんのケースを通して感じたことは、目に見えないもの(看護・教育等)を患者ケアを通して具体化していくことの大切さと、看護師一人ひとりの心の中に「看護の種」を蒔いていくことの重要性です。その種は、日々の患者ケアの中で患者・家族から、または先輩や医師から水や養分をもらい、看護師自身が自分なりの花を咲かせるべく、大きく育てていくものではないかと思います。また、看護をつづけていく中で、「自分が大切にしていくもの」が確立されていくようにも思います。

現在は、六十人以上の多くの看護師たちを抱えていますが、日々、看護師たちから見られていると意識するのと同時に、よくても悪くても自分の言動が看護師たちに与える影響力を考えてしまいます。自分の言動が個々の看護師にとってよい刺激となることを願いながら、大勢の中のただ一人の看護師でも構わないので、その看護師の中に「看護の種」を蒔くことができたならいいなと思っています。

ふたつめのものがたりの看護としての意味

小原さんが勤務する病院では、私の研究テーマである「看護師の臨床の知」に関する研修を数年にわたって開催していた。小原さんもそのことを通して私を知っていたのだと思う。「師長の臨床」を書いてほしいと依頼した時、このものがたりを書いてくれた。小原さんにとって、心に残る忘れられない出来事だったのであろう。

そして看護師である私は、他の看護師の記憶に残り語られる死を聞くたびに、その状況に類似した自身の記憶が呼び起こされ、その時々の状況を昨日のことのように思い描くことができる。

看護師と死――死をめぐり想起する看護師

看護師は自分自身の生き方と患者や家族との生き方を時に対比させながら、患者や家族と向き合う。私が二十一歳で新人看護師として仕事を始めたのは、小児病棟であった。そこで新人看護師として遭遇した最初の死は、私の人生においても初めて直接的に遭遇する死であった。それはダウン症で先天的な心疾患を持つ愛ちゃんの死であった。愛ちゃんは、生後八か月くらいで、いつも保育器の中で酸素を補給しながら過ごしていた。愛ちゃんが四十ccくらいのミルクを飲むことはなかなか大変で、先天性の心疾患に加えてダウン症でもあったために、ほかの子どもに比べて舌が短いこともあって少しニップルを吸うと息苦しくなるのだろう、唇や指先は紫色になりいわゆるチアノーゼの状態になっていた。保育器の中でガーゼの肌着を着ていた愛ちゃんは、ミルクを飲み終わるとぐっしょりと汗をかいていた。愛ちゃんの保育器は窓側に位置しており、愛ちゃんの頭が左側になっていたので、新人看護師の私は、保育器の中で左腕で愛ちゃんの上体を持ち上げ、右手で哺乳瓶をもちながら、かなり苦労をして愛ちゃんにミルクを飲ませたこと、その時の愛ちゃんの背中は汗で濡れ、ぐっしょりとなっていたことを手の感覚として覚えている。その愛ちゃんの心臓が止まった。たぶん、私は予測もしていなく、ただただ駆け付けた医師や先輩看護師の動きを茫然と見ていた記憶がある。日曜日だったこと、てきぱき動く先輩の准看護師の姿、そして彼女が「私も初めての時は何もできなかった」と言った言葉と表情、その時窓の外から射し込んでいた明るい日の光を覚えている。その後も、たくさんの子どもの死に出会い、私は「自分が生きていること」に対してある種の後ろめたさを感じながらも、日常では恋人とのデートや友人との語らいなど、二十代の女性として暮らしていたと思う。

その後、成人を対象とした内科病棟で勤務した時、それはこのものがたりを書いた小原さんと同じ三十代であったが、自分と同年代の患者さんの闘病とその死には大きな衝撃を受けた記憶がある。胃がんで亡くなった加藤さん。私は当時師長であったが小原さんのように加藤さんにかかわることができず、いつも重い気持ちでからだを緊張させながら加藤さんの病室前の廊下を通り過ぎていた。声をかけて話を聞くことも何度もあったが，加藤さんの気持ちを受け止めることができたという記憶はなく，常に頭の中で加藤さんが気になりながらも時を過ごしてしまった。高齢の患者さんや自分より若い患者さんに対しては，自分にできることを考え，看護師にも考えてもらいそれなりに実践もできていたと思うのだが……。

そのような経験をもつ私が，小原さんのものがたりを読んだ時，そこでの小原さんの実践が，そして小原さんの周囲の看護師・医師・病院の職員の姿が心に焼き付いた。そのことの意味を考えつつ，小原さんの実践を読み解いてみたいと思う。

使命感のような気持ち

看護師として仕事をしていると，「ここはなんとかしなくてはいけない」と思う時がある。それは「なんとかできるかもしれない」という少しの自信と，「なんとかしなくてはいけない」という使命感のようなものに背中を押されることなのではないだろうか。

小原さんは三十三歳の時，三十二歳の三浦さんと出会っている。同世代の人が病む姿に自身の健康さを多少の後ろめたさとともに意識させられる出会いである。小原さんは三浦さんが「子宮肉腫」と診断されていること，主治医は余命が半年はないだろうと考えていることを知り愕然としている。患者さんと出会い，診断名を知り，その人のこれからの経過を予測してしまうこと，これは多くの看護師が日常的に経験する患者との出会いの時の在りようでもある。小原さんはある時、いつもとは違い三浦さんの病室の**空気が重い**と感じて声をかけている。

「空気が重い……」これはいったい何なのだろうか。寝ている時の穏やかな空気とは異なる重い空気。三浦さんは思いつめ、息をひそめて考えていたのだと思う。小原さんが「どうかされましたか」と声をかけると、「顔を上げたその目には大きな涙が浮かんで」いた。驚いた小原さんは「何も言うことができず、ぽろぽろ落ちる涙をそのままにし、そばに付き添うことに」したと言う。何も言わずそばに付き添うことを決めたことは、「覚悟を決めて話を聞こう」と決意したことでもあり、その場から離れずそばにいることは、三浦さんの言葉を受け止めることにつながっている。そこで聞いた言葉は、長男の来春の小学校の入学式に出たいという、三浦さんの切実な願いであった。その時、小原さんには「絶対に入学式に行かせてあげたい、行かせなければいけない」という「使命感のような気持ち」がわき起こった。きっと、「使命感のような気持ち」としか言いようのない、小原さんの決意であったのだろう。

二・五人称の看護

本書を一緒に書くことになった柳田邦男氏は、『「気づき」の力』(新潮社)の中で、「二・五人称」の看護について述べている。氏は医師や看護師がいつも冷静で客観的な姿勢を維持しなくてはならないとされていることに異論を唱え、「私はかねて、冷静、客観的に医学や看護学をベースに置いた対応をする『三人称の視点』を維持するとともに、それだけで割り切るのではなく、自分が患者あるいは患者の家族だったらという、一人称・二人称の立場の人に寄り添う姿勢も併せ持つ必要があり、そのような幅広い視点に立つことを『二・五人称の視点』というキーワードで示すことを提唱してきた」と述べている。

小原さんは、看護師であり、看護師長であるという自分の立場を十分にわかったうえで、三浦さんに対峙している。しかし、三人称の立場から、冷静で客観的にこの事態を眺めたのであれば、「入学式に行くことは到底無理」と判断し、病院内でできるだけ快適に、そして時に外泊することなども考えながら看護を進めていくことだろう。しかし、おそらくここでは「私だったら入学式に行きたい」という一人称の立場での気持ちを三浦さん以上に明確に心に刻み、その実現を願ったのであろう。自分自身のことではなく、家族の立場ではない小原さんは、柳田さんの言う「二・五人称の看護」を実践したのだと考える。

三浦さんの気持ちを聞いた小原さんは、「入学式に行きたいのですね。わかりました。来年のお兄ちゃんの入学式に行きましょう」と答えている。おそらく、自分でも入学式には出席できないだろうと考え、ぽろぽろと大粒の涙を流していた三浦さんにとっても、驚きの答えだったと思う。しかし小原さんは「この人は入学式に行ける。絶対に行ける」と確信した。小原さんのナラティヴにあるように【入学式に行かせてあげたい】という意思が、【入学式に行こう】という決意に変わり、【入学式に行けた】という結果へとつながっている。小原さんの一つひとつの行為は、このような意図に導かれていることがわかり、緻密に、大胆に、そして戦略的な取り組みとして具現化されている。

家族／看護師／医師／職員のパワー

それぞれが三浦さんの心情に思いを寄せ、そして小原さんのパワーに影響を受けたのだと思われるが、実に多くの看護師や医師がこのチャレンジに共に参加している。

第一に担当看護師の横田さん。横田さんは新卒の看護師で、毎日三浦さんのケアをしていたことだろう。子どものことを話し、時に落ち込み、入学式に行くことを決めてからがんばっている三浦さんをつぶさに見てきたのは横田さんだったと思う。師長と医師たちが「左右の腎瘻とイレウス管、CVカテーテルといったチューブを抱えながらどのようにして入学式に出席していただくか」を検討している時、横田さんはどのような気持ちで話を聞いていたのだろうか。「こんな方法もあるんだ。こうすればなんとかなるのだろうか」と、新人看護師には想像もつかない実践知を知る機会になったことであろう。そして入学式当日、小学校の前でA病院の師長さんに付き添われた三浦さんを迎え、入学式に付き添い、その時の様子を「式が終了するまでしっかりとされていて，子どもの様子をずっと見守っていた。（中略）心から感動したと帰院後に話して」いる。横田さんは一年目の終りの時期にこのような場に居合わせ，仕事を引き受けて役割を果たしたことを忘れないと思う。

第二に，木村医師と坂本医師。木村医師は，医師としては当然のこととして三浦さんの予後を推定し，体力が落ちていく三浦さんが入学式に参列できないのではないかと考えている。しかし，小原さんの剣幕に驚いたのか，その後はそのことを口に出さず，事例の中の文脈から推測すると，医局でも周囲の医師たちと「どうしたらよいか」相談していたのだろう。木村医師が坂本医師の登場へと橋渡しをしていることがわかる。坂本医師は「自分にできること」を考え，小原さんに伝えているがその行動力に感服する。そして，当然のことではあるが夫の判断。そして私が着目したいのは，A病院の師長。坂本医師もこの人の協力なしには，この行動を取れなかったと思う。

第四の登場人物であるA病院の師長はこのことを引き受け，三浦さんが実家に着替えに立ち寄ることを助け，チューブ類をワンピースの中に入れて目立たないようにすることにも支援して，そして小学校で横田看護師へと引き継いだ。この実践力が素晴らしいと思う。そして，私には実家にいた三浦さんの母親までもが想像できる。送り迎えをしてくれた病院の職員の人たち，三浦さんを送りだし，帰院した時には笑顔で迎えた看護師たち……。みんなが協力し成し遂げたことであり、みんながこのことを通してパワーを得たことだろう。そしてそれぞれの人が折に触れこの時のことを想い出し、そこから力を得ながら日々の臨床に臨んでいるのだと思う。

小原雅子さんのプロフィール

東邦大学看護専門学校を卒業し、一九八七年に東邦大学医学部付属大森病院(現、東邦大学医療センター大森病院)に就職。小児病棟を強く希望し、配属となり、その後八年間勤務。一九九五年、主任昇任。消化器・一般外科病棟へ勤務交代となる。二〇〇〇年、婦人科・泌尿器科病棟にて師長昇任。その後、小児病棟へ勤務交代、現在に至る。

私は看護を実践するうえで、「後悔する」ことは絶対に避けたいと思っており、それが自分の判断の基盤になっているように思う。管理職になってからは、「スタッフ一人ひとりが、患者さんにしてあげたい看護ができる」環境を作ることがよいのではないかと自分で勝手に結論付けている。スタッフには、「私の大切な患者さん」をもってもらいたいし、大切な出会いとして語れるようになってもらいたいと思う。それが支えになって、看護師を継続していく力になるのではないだろうか。

みっつめのものがたり

深夜二十三時の二十分間の出来事

千葉県立佐原病院副看護部長（執筆当時は師長）　香取　秀則

当直の夜の出会い

当時、私の施設では、副看護師長も含む看護師長は管理当直を担当しますが、それは夜間救急外来勤務を兼ねていました。救急外来では準夜・深夜勤務をとおした勤務となり、外来所属看護師と二名で担当していました。その準夜勤務帯での出来事でした。患者は吉田さん。八十二歳男性で肺がん・骨転移にて入院加療中でした。

二十三時頃でした。私が所持する管理当直者用の院内携帯電話に患者対応依頼が入りました。病棟の準夜勤務看護師からのコールでした。「吉田さんの不穏状態が強く、付き添いの妻にも暴力を振るう状況です。抑制が必要と思われますので協力をお願いします」との内容でした。

病棟へ急ぎました。病室へ到着すると、看護師二名で体幹・四肢を抑制中でした。私も、抑制することに協力しました。吉田さんは「何なんだよこれは。俺が何をした。家に帰りたいだけなんだよ」と言い、その他にも、看護師に対する暴言等も聞かれる状況でした。付き添いをしている妻に対しても同様でした。

抑制を終え、準夜勤看護師はその場を去りましたが、私は、少しの間その場にいることにしました。抑制の必要性を吉田さんに説こうとの想いからです。何でこのようなこと（抑制に至った経緯）になったのか、吉田さんに理解を得ようとの説得が始まりました。

私「吉田さんは、どうしてこのようなことになってしまったのでしょうか」

吉田さん「そんなこと知るか」

私「吉田さんが、暴れて仕方なくこのようになったのですよ。奥さんにも暴力を振るったでしょう、だからですよ」

吉田さん「俺は、やっていない」

私「でも、それが事実なんですよ」

吉田さん「うるせーな、そんなことねーよ」

このような問答がしばらくつづきました。

そのうちに話は変わり、戦争に行った経験の話が始まりました。少し混乱した内容もありましたが、私も父親から戦争に行った話を聞かされていたため、頷きながら、時折合いの手を入れる程度ではありましたが、話を合わせることができました。でもそこで、ただ一つ心掛けたのは、決して吉田さんの話を否定しないで聴くことでした。

そして、話は次第に世間話に変化していきました。吉田さんの住所が私の自宅の近くでもあったので、私も自分のことを織り交ぜながら話を始めていました。その辺りでしょうか、吉田さんの攻撃的な言葉が、次第に聞かれなくなり、反対に切なく訴えるような言葉（口調）に変化したように私は聞こえてきました。『この人、話せばわかってくれるじゃないか？』『この人、このままでいいのか？』『抑制を外したほうがいいじゃないか？』。思い起こせば、会話の中でこのような想いが私の中で込み上げてくることを感じていました。

吉田さんは「お前の言うこともわかるよ」「これ（抑制）、外してくれよ」「俺が何をした」「家に帰りたいだけだよ」これまでとは違った、声のトーンが下がった言葉が私には深く印象に残っています。

抑制を外すまで

そして、ここから抑制を外しても暴力的言動はしないよう説得に入りました。

私「抑制を外すけど、これだけは約束してください」

・真夜中であり今夜は帰れないこと。

・明日になったら、帰宅あるいは外泊等が可能か否か担当医に相談すること。

・もう、暴力的な言動はしないこと。

どのような言葉で伝えたのか、ハッキリとは覚えていません。吉田さんの「わかった」というこの一言で私は抑制を外しました。大人しくなった吉田さんに「今日はゆっくり寝て、明日を待ちましょう」、たぶんこのような言葉を掛けたと思います。そして、しばらくの間、何もせずベッドサイドにたたずんでいました。吉田さんは、眠りには就きませんでしたが、暴力的な言動はなくなりました。付き添っていた妻は、黙ってこの光景を見ていました。部屋を出る時、妻から「ありがとう」の言葉をかけられました。

病棟看護師が退室した後からの経緯、特に抑制を外した状態であることを病棟看護師に伝え、観察強化を依頼し、救急外来へ戻りました。病棟看護師からは不安の声も聞かれましたが、何かあったらすぐに連絡するよう伝えました。記憶では、十五〜二十分程度のシーンでした。以後、何度か病棟へ電話をし、吉田さんの状況を確認しましたが、行動に問題はありませんでした。

今考えて思うこと

今考えてみると、この時のことは下記に述べるように整理することができます。

・傾聴と否定しない会話

傾聴することの重要性を改めて感じたシーンでした。否定することなく聴き入れる姿勢、適度な頷きと合いの手、初歩的コミュニケーション構築スキルです。しかし、なかなか実践できないことではないでしょうか。特に夜勤帯で、マンパワーが不足する現場においては尚更ではないかと思います。

・時間的余裕の効果

看護師長という立場で、管理当直者としての対応の場面でした。救急外来も落ち着いていたこともあり、時間的余裕があったからこそできた対応であったようにも思います。マンパワーだけで語ることではないけれど、病棟看護師にもこれくらいの時間的余裕がもてたなら、『暴力的言動→抑制』の思考はもっと遅れて表出されたのではないかと考えます。

・明日への希望

「明日には何かの変化があるかも知れない」のような、明日への希望を患者さんがもてることで今の気持ち(感情)を抑えることができたのではないかと考えます。

・一つでも要求を叶えること

「家に帰りたい」「抑制を外してほしい」、他にもあったかもしれませんが、この時私が感じた吉田さんの要求でした。帰宅許可を得ることは困難である、交通手段もない。だから、抑制解除を選択し実践しました。吉田さんにとっては、要求の一つを叶えてくれた人との認識が生まれ、私の話に耳を傾ける方向に向かったものと思われます。

・納得が生む行動

「人は、納得により行動する」というのは私の持論です。普段から心掛けていることです。

私の言葉に耳を傾けてくれたことから、一つひとつの言葉を選びながら、諭すように語り掛けたことで心の中に「納得」が生まれたのではないでしょうか。それが、大人しくなったという結果として現れたと思えます。

・交換条件で解決

結果的には解決したと思っています。でも、何か引っ掛かっています。「これをする代わりに、これをする」というように。私は、吉田さんに対し交換条件を突きつけ、暴力的言動を鎮圧した。ただそれだけのことだったようにも思います。これでいいのか？　そんな想いが心の中に残っているのも事実です。

みっつめのものがたりの看護としての意味

香取さんは男性の看護師長（現在は副看護部長）である。香取さんと私の出会いは、千葉県看護協会主催の「認定看護管理者教育課程セカンドレベル」であった。「認定看護管理者教育課程セカンドレベル」は日本看護協会の認定制度の一つであり、この他に「専門看護師」「認定看護師」の認定制度がある。

香取さんが受講していた研修には、二十数人の師長たちが参加していた。認定看護管理者の認定は一九九九年に開始され、「ファースト⇒セカンド⇒サード」と研修を受けるなど一定の条件を必要とし、その後、認定試験を受け合格すると、認定看護管理者として認定される。二〇一一年現在、九四〇名の認定看護管理者が誕生している。認定看護管理者の役割は「多様なヘルスケアニーズをもつ個人、家族および地域住民に対して、質の高い組織的看護サービスを提供することにより、保健医療福祉に貢献する」ことである（以上、日本看護協会公式ホームページより）。現在師長として仕事をしている看護師の中には、この研修を受講したものが徐々に増加している。

私は各都道府県看護協会で行われているファーストレベル、セカンドレベルの研修を複数担当しており、そこで出会った多くの看護師から、ほとんどが一日という短い時間ではあるにもかかわらず実に豊かな看護実践に関する示唆を得ている。千葉県看護協会で香取さんと出会った時、二日間にわたりこの研修を担当していたこともあり、一日目の午後の時間は研修生に「どうして私は看護師をつづけてきたのか」というテーマで全員にプレゼンテーションをしてもらった。香取さんは、現在でも全看護師数の五％というまだまだ少数派の男性看護師であったことから、研修生の中でも目立つ存在であった。その時の香取さんの発言内容を記憶しているが、「当直の勤務の時、五歳くらいの男の子がおしっこが出ないということで受診した。医師は導尿（管を使って強制的に排尿させる方法）を考えたが、私はその子どもをトイレに連れて行き、自分の足の上にその子を立たせて排尿を誘導した。すると、その子はおしっこを出すことができた。男ならではかなと思った」というような内容だったと思う。本当に男性ならではの優しい看護だと思い、記憶に残っていた。小児にとって、もし導尿して尿の排泄を試みるということになった場合、痛みもともない感染の危険や心理的恐怖感等もあり、できるだけ避けたい方法である。香取さんは「たぶん大丈夫」という確信があって、トイレに誘導したと話してくれた。

その後、私の大学院前期課程（看護職生涯発達学）に男性の院生が入学してきた際、香取さんがその学生が初めて就職した病院の師長であり、学生が男性看護師としての職業観を形成する際のメンターであったことを知り、さらに香取さんや他の男性看護師が実践している男性看護（私の造語）への関心が深まった。香取さんにはそのような経過があって「印象に残っている場面」を書いていただくことになった。

夜間の管理当直

この事例の香取さんのように、看護師長たちは夜間や休日の管理当直という特殊な勤務に就くことがある。私も主任看護師や師長であった時代、管理当直をした。病院の規模や地域での役割により、管理当直の役割も多様であると思われるが、私は当時二百床規模の救急患者を多く受け入れている病院で勤務していたこともあり、実に多様な経験をした。

日常では自分の担当の部署の看護に携わっているので、その部署での出来事への対処は容易であるが、管理当直はすべての診療科にかかわる対応をする。救急患者の受け入れやさまざまな診療科の医師との対応、手術が必要な場合の人員の確保や部屋の準備、亡くなられた患者の遺体搬送の手続きとお見送り、検死が必要な場合の警察への連絡や患者の家族への連絡と対応、患者の死亡の際、病理解剖が行われる場合の準備や後かたづけ等々を、病棟での応援要請にも応えながら自分で判断して行動する。こうして思いだすと、アドレナリンが出続ける勤務だったことを再確認することができる。病院の夜は長く、夜にはいろいろな出来事が起きる。

管理当直をしているとさまざまな部署から応援の要請が入る。多くの病院の夜の勤務者は限られており、マンパワー不足による応援要請や、看護師だけでは対応できない事態が発生した場合等である。この日の香取さんのように、入院患者が落ち着かずいわゆる「不穏状態」となった場合等もある。管理者は要請のあった部署へと向かう時に、頭の中でさまざまな場面を思い浮かべる。香取さんは「不穏状態が強く、付き添いの妻にも暴力を振るう状況……。抑制が必要と思われる……。」という情報について思いを馳せたことだろう。このような時、今日の夜勤の看護師がどのような状況なのか、ベテランなのか新人なのか、その病棟はどの診療科の病棟なのか、今日の当直医師は誰か、その病棟の患者の重症度はどのような状況か等々、多くのことが管理当直者の判断の材料になる。夜間の「不穏」は、高齢者にはよく見られ、本人も何が起こっているのかがわからず、家族も看護師も当惑し対処が難しいケースが多い。このような場合、家族の許可を得てやむを得ず抑制する場合もあるが、抑制に関して看護師は罪悪感をもちやすく抑制すると判断する場合には特に神経を使う。

この夜の吉田さんのように「家に帰りたい」という気持ちが優先し、冷静に考えることができず、付き添いの妻に暴力を振るうという場合は特にそうである。「抑制はしない」ことが原則ではあるが、二十三時過ぎという時間帯であり主治医はいないし、後の記述でわかるように吉田さんが自宅に帰る交通手段もない。妻も高齢であることが推測できるし、妻にとってもどのように対応したらよいのかわからず、困惑していることが想像できる。看護師二人が体幹・四肢を抑制するまでには、妻も含めてさまざまな手段が講じられていたと考えられる。妻が同意していることを考えると、妻にとっても手に負えない状況だったのだろう。高齢になると、環境の変化に慣れるのには時間がかかり、自分が入院していることを一時的にではあるが理解できなくなるケースは多い。香取さんもその状況を見て取り、抑制する看護師に手を貸している。看護師は管理当直が来たことで安心し、それまで吉田さんの対応でできていなかった他の患者のケアへと急いで戻っていく。状況もわからないまま応援の要請を受け、抑制を手伝った香取さんと吉田さんと妻がその部屋に残っている。一瞬の静寂があったのだろう。しかし、しばらくその場に残った香取さんには、強制的に抑制をすることはいけないという気持ちがあり、抑制の理由を「説得」しようという気持ちになっている。ここでは、応援要請のために急いで駆け付け抑制を手伝った香取さんの何か割り切れない思いと、「説得」しないことにはこの場を去ることができない夜間の責任者の様子が見て取れる。

管理当直だからできること――説得から傾聴へ

その後、「説得」のためのやり取りがつづくが、吉田さんは今の状況が不満であり、「説得」が功を奏さないことがわかる。香取さんはいろいろなやり取りの後で、「説得」ではなく吉田さんの話に耳を傾けていく。ここでは香取さんが書いているように「頷きながら、時折合いの手を入れる程度でありましたが、話を合わせることができました」という二人の場の変化が起きたことがわかる。

「傾聴」は一般に「hearing」の訳として使われるが、ある時私は「傾聴は active listening なんですよ」と、患者に言われたことがあった。化学療法を受けている患者からの言葉で、私が化学療法を受ける患者の看護を学びに研修生として外来に出向いていた時であった。熱心に、そして意図的にその方の話を聴いていた私に、その患者が教えてくれた言葉で、私はそう言われた時、気恥ずかしく、そして「active listening」という表現に出会い嬉しかったことを覚えている。

傾聴すること、アクティブに聴くことによって「不穏」であった吉田さんの声のトーンが下がったことが、香取さんの印象に深く残っていることから、この変化は香取さんも吉田さんも想像していない変化だったのであろう。そして、二人で分かち合った時間が、次の再びの説得へとつながり、それは交換条件のようで香取さんにはすっきりしないやり取りではあったが、吉田さんは落ち着きを取り戻し、朝を待つ気持ちになっていった。

いつも割り切れない気持ちをもちつつ

そして、「結果的には解決したと思っています。でも、何か引っ掛かっています。『これをする代わりに、これをする』というように。吉田さんに対し交換条件を突きつけ、暴力的言動を鎮圧した。ただそれだけのことだったようにも思います。これでいいのか？　そんな想いが心の中に残っているのも事実です」と香取さんが書いているように、看護師は自分の実践に満点をつけることはできず、いつも何がしかの疑問を心に残しながら、仕事をつづけているのではないだろうか。

病院の夜は長い。看護師はこの日のような夜勤では精力を使い果たし、朝が来るのを首を長くして待つ。朝になって日勤の看護師が元気に「おはようございます」と出勤してくると、夜勤の看護師は安堵する。病院の夜は、病む人の痛みや吐息で満ち、明日の朝を迎えることができるのだろうかと不安で眠れない人が息をひそめている。そんな夜勤では、病棟の看護師、外来の看護師、そして管理当直の師長が力を合わせて朝までの時間を過ごしている。

香取秀則さんのプロフィール

佐原(現在の香取市)生まれの佐原育ち、『お酒』と『年二回のお祭り』と『二人の孫』をこよなく愛する五十四歳の男性看護師。一九七五年四月に現在の職場である千葉県立佐原病院に就職。

就職後、准看護師の資格を取得。翌年に看護師の道を選び夜間進学コースへ進み、一九八一年に看護師(当時は看護士)の資格を取得する。血液透析室・手術室・外来に所属して内視鏡室と救急外来を兼務した。看護師長に昇格する時初めて病棟に配属となる。周囲の先輩看護師長たちやスタッフに恵まれ、模索をくり返しながらもどうにか看護師長としてその病棟で二年間務めることができた。以後、千葉県がんセンターへ転勤し3年間勤務後、再び佐原病院へ戻り手術室の看護師長となる。手術室看護師長を2年間務め、二〇〇九年四月に副看護部長となり現在に至る。

よっつめのものがたり

阿部さんとのかかわりを通して成長した青野看護師

日本赤十字社大森赤十字病院看護師長／がん看護専門看護師
吉村　美樹

呼吸器からの離脱を望まない娘さん

ある日の午後のことでした。看護師の青野さんがナースステーションに駆け込んで来て、「師長さん、阿部さんが気管内チューブを抜きました」とあわてた様子で言い、急いで電話をとると主治医に連絡をしました。

阿部さんは、慢性呼吸不全で五年前から在宅酸素療法を行っている患者でした。娘さんと二人暮らしで、夜間に呼吸状態が悪くなっている阿部さんを発見した娘さんが救急車を呼び、入院となりました。入院時より酸素化が図れず意識状態も悪化したため、当直医の判断で気管内挿管され、人工呼吸器管理となっていました。その後、状態が安定し、何度か人工呼吸器からの離脱を図ろうと試みました。しかし、血液中の二酸化炭素飽和度が高くなり、それにより意識状態も悪くなるということをくり返し、人工呼吸器からの離脱ができませんでした。医師を含め私たちは、呼吸器からの離脱が図れないことは阿部さん自身がベッド上の生活を強いられることを示し、意識のしっかりしている阿部さんにはつらいことであると思っていました。何とかして呼吸器からの離脱を試みようと呼吸訓練や寝たきりの生活からいつでも戻れるようにと床上で行えるリハビリテーションを取り入れ、再び呼吸器からの離脱を試みる機会を待っていました。

しかし、娘さんは、呼吸器からの離脱を試みるウイニング自体が阿部さんを苦しめている行為であるととらえているようでした。そして、入院から一か月ほど経過したある日、「もうこれ以上は、母が苦しむことはやめてください。このままで、これ以上のことはしないでください」と医師に希望しました。このまま呼吸器管理となることのリスク等を医師からは何度も説明が行われましたが、娘さんの決意は固く、それ以後、呼吸器からの離脱を試みることは断念するしかありませんでした。それから、長期間の人工呼吸器管理となるため気管切開が行われ、阿部さんは人工呼吸器を装着しベッド上の生活をつづけることになりました。声は出せないながらも鎮静はせず、娘さんや医療者ともアイコンタクトや筆談等でコミュニケーションをとっていました。私は、阿部さんにとっての一人娘である家族の決断に従うしかないと思いながらも、この状況について何か心にわだかまりを感じていました。

クールに見える受けもちの青野看護師

阿部さんの受けもちの青野看護師は、九年目の看護師で仕事はテキパキと早く、どんな状況にも適切に対処できる看護師でした。しかし、何事にも冷静に対処するという姿は、周囲の看護師には冷たく厳しい看護師として映っていました。また、委員会や病棟の中での係活動等の役割を期待されていても、青野看護師は積極的にそれらにかかわろうとはせず、役割を果たすことはできるけれど、できればそれらの役割からも逃れたいという気持ちをもっているように見えました。師長としての私は、仕事に対して厳しい彼女の態度は決して悪い印象ではありませんでしたが、九年目の看護師として後輩の育成や委員会への参加等、もう少し意欲的な活動を期待していました。患者さんとの関係もどちらかというとクールで、もう一歩踏み込んだかかわりをもってもらいたいという気持ちがありました。どのようにかかわればよいのか、何かきっかけはないかと考えてもいました。

この時、阿部さんが自分で気管内チューブを抜去したことは、早期に対応でき、すぐに再挿入され、大事には至りませんでした。それから阿部さんは、数回にわたり気管内チューブの自己抜去をくり返しました。多い時には一日に三度も抜くということもありました。阿部さんに、気管内チューブを抜くことは命にかかわるということを医師や看護師から何度も説明を行いました。そして、夜間のみ鎮静剤を使用し、日中に阿部さんが落ち着かない時は娘さんに連絡し、側に付き添ってもらうことにしました。

頻回に気管内チューブを抜く阿部さんにどのように対応するかという検討を重ねる中で、私の中では、なぜ阿部さんは気管内チューブを抜くのだろうという気持ちがありました。そこで、受けもちの青野看護師に「どうして阿部さんは気管内チューブを抜くのかな？」と尋ねました。青野看護師は、「いやなんじゃないですか？ずっとベッドの上での生活が」と淡々と答えました。私は、この青野看護師の言葉に阿部さんと青野看護師の距離を感じ、受けもち看護師としてもっと深いかかわりをもってほしいと思いました。また、やはり阿部さんをこの状況のままにしていてはいけない、娘さんともう一度話し合わなければ、そして阿部さんの本当の気持ちをもう一度確認しなくてはならないと確信しました。そして、これらは私が行ってはいけないと感じ、阿部さんの立場になり考えることはできるが、それを本人や家族にあえて確認し、本当に必要なかかわりが何なのかを見据えて行動することをしていない青野看護師に、「娘さんの気持ちはどうなのか、阿部さんはどうしたいと思っているのか、どこにそれぞれの思いがあるのか」を疑問形で投げかけました。青野看護師は、表情を変えることなく、何も言葉を発しませんでした。

青野看護師の実践

しかしそれ以降の青野看護師は、阿部さんに時間をかけて意図的にかかわっているようでした。阿部さんのことについては看護師の誰もが問題に感じており、頻繁にカンファレンスの場でも話し合いました。青野看護師は、かかわっても娘さんの気持ちは変わらないと言い、娘さんへのかかわりに限界を感じているようでした。そして、娘さんは仕事と病院に入院している阿部さんのことで疲れているようだと感じており、娘さんを気遣う言葉もあり、「今、娘さんに決断をさせることはかわいそうだし、無理だと思う」という言葉が聞かれました。また、青野看護師は「阿部さんは『死にたい』って言っているんです」、と話しました。そして、見せられた紙には、阿部さんの揺れた字で『死にたい　もういい』と書かれていました。青野看護師が、「どうして……娘さんが悲しむよ」と阿部さんに声をかけたら、静かに目を閉じて、そのあとは目を開けてくれなかったということでした。ベッド上で何かできることはないかと娘さんや阿部さんにいろいろと提案しましたが、阿部さんは生きる意欲が見られないように、すべてのことを拒否しているようでした。

呼吸器をつけて、ベッド上の生活を強いられることがどんなに苦痛なことであるかは想像できました。阿部さんにとって、ベッドの上で何もできないで過ごすことは生きる意味や価値を感じられなかったのかもしれません。しかし、苦しまないでほしいが、できるだけ生きていてほしいという娘さんの気持ちもよくわかりました。そして、青野看護師が阿部さんや娘さんにそこまで深くかかわろうとしていることで、状況の大きな変化は見られませんでしたが、青野看護師を阿部さんの受けもち看護師として任せることに安心感を感じていました。

その後も青野看護師を中心として、阿部さんへのかかわりはつづきました。徐々に阿部さんが気管内チューブを抜くことは少なくなっていました。しかし徐々に心臓へと負担がかかっているようで、心不全の徴候も見られていました。

看取りの看護

青野看護師が夜勤明けの日の朝、日勤者への引き継ぎが終わり、夜勤の残務をしていた時のことでした。心不全の徴候で頻脈がつづいていた阿部さんの脈拍は、急に八十台、六十台、四十台と急激に低下し、数分のうちに二十台から心停止へとなりました。ナースステーションの心電図モニターのアラーム音が鳴り響く中、青野看護師は病室へと走り、私も病室へと急ぎました。病室へ向かう前にモニターは、阿部さんの脈拍を0と表示していました。病室では、ベッドサイドモニターがアラーム音を発していました。青野看護師は大きな声で、「阿部さん！　がんばって、娘さんがすぐに来るよ！」と叫び、阿部さんの体を擦っていました。するとモニターには確かに0と表示されていた心拍が、二十台、三十台と少しずつ戻ってきました。そして、声かけをやめると心拍が低下していくという状況を目の当たりにしました。人間の機能の中で、聴覚が最後まで残されるといわれ、それをご家族にも看取りの場で伝えることはあり、同様の状況を体験したことはありましたが、この時、阿部さんの心臓は確かに青野看護師の言葉に反応していました。その場は、私にとってとても神聖な場のように映り、青野看護師と阿部さんのつながりの深さを感じることができました。三十分程して娘さんが到着するまで阿部さんの心臓は動きつづけました。阿部さんの心臓が止まろうとすると青野看護師は声をかけつづけ、体を擦りつづけました。死にたいと言っていた阿部さんが青野看護師の声に応え、娘さんの到着まで生きようとしていました。そして、娘さんの到着を待つようにして阿部さんの心臓は止まりました。

阿部さんの死亡確認をした後、青野看護師は夜勤の残りの記録をしていました。もう十一時を過ぎようとしていました。阿部さんのエンゼルケア（死後の処置のこと）は、その時間では日勤者の業務でした。看護師の業務や時間外勤務について管理する私の立場では、夜勤の青野看護師は帰すべきだとわかっていましたが、記録をしている姿に何か寂しさを感じ、「阿部さんのエンゼルケアに入る？」と声をかけました。すると青野看護師は「いいんですか？入りたいです」と答え、青野看護師が阿部さんの受けもち看護師として本当に深くかかわっていたことを再確認でき、私はとてもあたたかく嬉しい気持ちを感じていました。

阿部さんと娘さんとのかかわりの中で、私は多くのことを感じ、考えていました。本人が死にたいとまで思っている状況を変えることのできない無力感、家族の気持ちは患者本人の気持ちよりも優先されるのかという思い、これらは患者が生きていくことへの最善の支援者でありたいと思う私自身の気持ちに波紋を投げかけ、いつも割り切れない気持ちを引き起こします。しかし、同じ状況の阿部さんや娘さんに青野看護師が受けもち看護師として深くかかわることで、これらの波紋は穏やかになっていました。

結果やかたちだけではなく、看護師が深く患者とかかわるということがもたらす意味を教えてもらったような感動を覚えていました。この感動を教えてくれるまでに成長した青野看護師に感謝しました。このことがあってから青野看護師の変化は大きく、毎年、仕事を辞めたいと言っていたのに言わなくなり、スタッフ教育のために勉強会を主催し、認定看護師を目指して進学をするまでになりました。青野看護師の変化や成長を今、私の、そして病棟の、そして阿部さんの残してくれた財産と感じています。

よっつめのものがたりの看護としての意味

吉村美樹さんは、ひとつめのものがたりを書いた新井さんと同様、がん看護の専門看護師（以下、ＣＮＳ）であり、新井さんとは異なり病棟師長の役割を担っている。がん看護専門看護師は現在（二〇一一年四月）二五〇名が認定されているが、これらのがん看護のＣＮＳはさまざまな仕事の仕方をしている。新井さんのように組織の中で外来や病棟等を選択し横断的に仕事をする者もあれば、相談業務を中心に活動する者もおり、吉村さんのように病棟師長の役割を担い、必要や要請に応じてがんＣＮＳの役割を果たしている看護師もいる。

吉村さんも私が大学院前期課程におけるがん看護学の教員をしていた時に、がん看護専門看護師を目指して大学院に入学してきた。それまでに手術室を含む多様な領域で仕事をした経験をもち、私は吉村さんとの出会いの中で、彼女はがん看護に限らず「臨床に強い」という印象をもった。この事例の中からは、吉村さんがとらえている阿部さんを、受け持ち看護師である青野さんがとらえきれていないのではないかと感じた吉村さんが、意図的に青野さんにかかわり、青野さんが阿部さんの心情を汲み取り実践していく様子を時間の経過の中で読み取ることができる。

青野さんの臨床の変化

「臨床」という言葉には多様な意味があると理解している。一般に私たち看護師は「臨床」を「看護実践の場」ととらえており、看護師の臨床とは看護師が仕事をする場として考えられている。しかし、臨床哲学を専門とする鷲田清一は、「臨床と非臨床は職業的に区分されるものではない」[1]と述べ、どのような職業であっても「じぶんがそれに関心があるかないかにかかわりなく客の話を聴く場合、あるいは公私を問わず相談を受ける時、その会話の場が〈臨床〉になっている」と言う。この文章に触れた当初、私は困惑したが、今では〈臨床〉という言葉には、「ベッドサイドという物理的な環境や診療・診察という医療が行われる場を指す場合と、同じ空間であっても〈臨床と非臨床〉が存在する、まさにその場を構成する人々の関係性を指す場合があると考えるに至っている」[2]。さらに鷲田の言う〈臨床〉とは、「看護師と患者や家族が偶然に出会う場」でもあり、看護師の臨床とは、看護師が偶然に出会ったその人との関係の中で、自分にとってそのことに関心があるかないかにかかわらず、その人の語りを熱心に聴くことで生まれる関係性を指すのだと考えている。

青野さんの阿部さんとの臨床を眺めてみよう。青野さんは九年の看護経験をもつ実践力の高い看護師であることがわかる。吉村さんも青野さんは九年目の看護師として「仕事はテキパキと早く、どんな状況にでも適切に対処できる看護師」であると評価している。しかし、吉村さんが「どうして阿部さんはチューブを抜くのかな？」と尋ねると、青野さんは、「いやなんじゃないですか？ ずっとベッドの上での生活が」と淡々と答えており、青野さんが阿部さんのチューブを抜く行為を阿部さんの行動としてとらえ、阿部さんの内面の世界に踏み込もうとしていないこともわかる。看護師の役割としては、気管内チューブが抜かれることなく酸素の供給が行われ、体力の回復を待ってチューブが抜管でき、それとともにリハビリテーションが進んでいくことを遂行することだと考えても間違いではない。しかし、それだけでは阿部さんの心にある懊悩には気づくことができず、ヘンダーソンが言うような「看護婦は患者が何を欲しているかを知るために彼の〈皮膚の内側〉に入り込まねばならない[3]」と言われる実践にはなり得ない。

この時、青野さんは吉村さんの問いかけには何も答えてはいないが、そのことが青野さんの気持ちに届いていたのであろう、その後のかかわりの中で青野さんが阿部さんの皮膚の内側に入り込んでいったことがわかる。

相互作用の知から臨床の知へ

私は自身の研究成果として、看護師が臨床で用いる知識には「閉ざされた知」「相互作用の知」「関わりの知」の三つの種類があることを示した[2]。「閉ざされた知」は、新人の看護師や、さまざまな状況の中でクライアント（患者と家族）との間に壁を作り気持ちの交流ができない看護師たちが使っている知識である。この「閉ざされた知」を使う時、多くの看護師は自分が満足するような看護を実践していないことに気づいていている。看護師は「私の世界」に存在し、クライアントと共にいる場の状況を自分の視点からしかとらえることができず、関心は自分自身に向いている。

「相互作用の知」は、三～五年以上の経験を積んだ看護師が用いる「知」であり、看護師は、クライアント・同僚・医師たちとの「開かれた世界」に存在している。そのため、相手の醸し出す空気を感じ取っており、必要性を考えてタイミングよくかかわることができる。看護師は自分が看護実践しているという実感をもちながら仕事をしている。つまり青野さんは「相互作用の知」を用いている看護師であり、阿部さんに対しても、吸引する・体位変換をする・観察し対処する等の基本的な看護ケアは確実に実践できていたのだと考えられる。その青野さんは吉村さんに「娘さんの気持ちはどうなのか、阿部さんはどうしたいと思っているのか」と問われたことを気にしながら、いつもとは異なる姿勢で阿部さんのケアをしたのだろう。阿部さんは青野さんに「死にたい、もういい」と書いた紙を渡している。これは、青野さんに「かかわる意思」がなければ起きなかった出来事であろう。吸引し、呼吸器の作動状況を確認し、身の回りを整えている時に、看護師の姿勢に「あなたは何を考えているの？　何を望んでいるの？」という無言のしかし相手を思いやる問いかけがあり、その問いかけを受け止めなければクライアントは紙に「死にたい、もういい」と書き手渡すことはない。そして、その紙を受け取った青野さんは、「どうして……娘さんが悲しむよ」と声をかけるが、阿部さんは静かに目を閉じ、そのあとは目を開かなかったという描写がされている。この場面で阿部さんと青野さんの気持ちは交流し、青野さんは阿部さんの皮膚の内側に入り込んだのだと思う。この場面で青野さんが用いている「知」は、「かかわりの知」であり、青野さんはクライアントである「阿部さんの世界に入り込んでいた」と考えることができる。

看護師の成長

看護管理者である師長には、さまざまな役割が期待されている。必要ではあるが手を抜くことは簡単であると言われる「人材育成」もその一つであろう。実際には、一人ひとりの看護師は日々の生活の中で経験を積み、経験から学びつづける成人である。しかし、経験の成長は自分では自覚することが難しいことも指摘されている。森有正[4]は経験の成長（絶えず変化し、しかも未来に向かっているという意味での成長）について、自然界の樹木である菩提樹の成長を例にして、「現に見ていると、いくら見ていても、その菩提樹が大きくなるのは見えません。ところが一年経つともうすでに直径五センチくらいになっているのです。けれどもそれだけ大きくなっていく過程は、どんなに見つめていても全然見えはしません。その目に見えない成長――それがやっぱり生命というか経験というか、そういう風なものの成長していく過程だったのです」と述べている。

看護実践の中でさまざまな人と出会い、相互に影響を与え合い、経験を積む青野看護師にとって、吉村さんが青野さんに「自分の気になっていること」を問いかけたことを契機に、阿部さんとのかけがえのない関係を築き、看取りの場面で阿部さんの気持ちを支えたことは、青野さんの経験の中での大きな節目になったのだと思う。

(1) 鷲田清一、「聴く」ことの力―臨床哲学試論、TBSブリタニカ、134頁、1999

(2) 佐藤紀子、看護師の臨床の知―看護職生涯発達学の視点から、医学書院、2007

(3) Henderson, V. (1966)、湯槇ます(訳)、看護論、日本看護協会出版会、1994

(4) 森 有正、「生きること考えること」、講談社現代新書、1970

吉村美樹さんのプロフィール

一九九〇年岡山赤十字看護専門学校を卒業し、同年四月に大森赤十字病院に就職。その後、在職中に放送大学に学び、二〇〇〇年に卒業。消化器内科に配属中、がん患者とのかかわりを通して、がん看護を深めたいと思い、二〇〇四年東京女子医科大学大学院看護学研究科実践看護学がん看護専門看護師コースに入学し、二〇〇六年に修了した。二〇〇八年十一月にがん看護専門看護師の認定を取得、現在も大森赤十字病院で活動している。

二十年間の臨床経験の中でがん患者とのかかわりに戸惑いと疑問を多くもってきた。そして、患者の心理に関心を寄せたことが大学進学、より学習を深めたいという気持ちが大学院進学へとつながっている。がん患者となったらどのような医療と看護を受けたいだろう、人生の中で治療をどのように取り入れ、どのようにがんと共に生きていくことが必要なのだろう等考え、その答えを探しながら、看護者としての自分は何ができるのか、悩みながらも患者と共にあることの大切さを痛感している。

現在、看護師長となり、またがん看護専門看護師としての活動をする中で、患者と共に悩みながら時に方向を見失うことがあっても、深くかかわり一歩一歩を患者と共に歩む看護師を応援したいと考えている。

いつつめ、むっつめのものがたり

師長の行うケアの意味

東京女子医科大学大学院看護学研究科博士後期課程看護職生涯発達学専攻　宮子あずさ

私は、一九八七年四月から二〇〇九年三月まで、東京都内にある急性期病院で勤務していました。経験は、内科病棟で九年、神経科病棟で十三年、緩和ケア病棟を五年。看護師長に昇格したのは二〇〇一年十月で、途中約五年は神経科病棟と緩和ケア病棟の兼務です。以下は、私が経験した緩和ケア病棟でのできごとです。

いつつめのものがたり――師長だからできること

患者紹介

林さん、五十代男性、肺がん・全身骨転移。

家族は妻のみ。子どもなし。他の親族とは疎遠。妻だけが常に付き添っていた。妻によれば，性格はかなり細かく，家では思い通りにいかないと，手を上げるようなこともあったという。看護師にはかなり抑えていたが，それでも怒気をはらんだ口調に，看護師がかかわりづらさを感じる場面は見られていた。妻は，医師や看護師に，非常に低姿勢。「わがままで申し訳ない」と謝っていた。感情をぶつけられて，妻も言い返して，喧嘩になる場面もあった。妻も，かなり気の強い性格と見えた。

他院で積極的治療を行ってきたが，病状が進行。緩和ケア目的での転院であった。本人，妻とも病状はよく理解しており，「残り少ない時間を，少しでも快適に過ごしたい」と希望していた。

腰椎転移による対麻痺があり，ＡＤＬは全介助。肩甲骨部などに痛みを訴え，転院時よりオピオイドの持続皮下注射を開始した。保清の援助に対する希望が強く，週に一～二回はリフトバスで入浴。この前後に中庭に出て外気を吸うのも，楽しみにしていた。

場面

急速に病状が悪化し，血圧測定できず，下顎呼吸の状態になる。この日入浴を予定していたが，あと数時間ももたないという状況になり，看護師は入浴介助を躊躇した。妻に状況を話すと，一度は「何かあると困るので，今日は見合わせてほしい」と入浴中止を希望。しかしあとからこの日の担当の看護師に「もう一度回復しますか？　しないのなら、悔いが残るので、入浴させてほしい。好きな風呂で最期を迎えるならば、それはそれでかまいません」と希望を伝えてきた。

看護師はこの件を私に相談し、その際「入れてあげたいとは思うが、そのまま亡くなったら、妻も後味が悪いのではないかと心配で……。師長と相談する、と言って戻ってきました」と困惑していた。

担当の看護師は緩和ケア病棟を希望して異動してきた三十代のスタッフで、患者に対しては非常に入れ込むタイプである。その彼女が躊躇するというのは、かなりのリスクが予想されるのだろう、というのが、この時の私の率直な感想だった。すぐに見に行くと、この予想は当たり、今すぐ亡くなってもおかしくない呼吸をしている。私はすぐに主治医と相談し、主治医にナースステーションで待機してもらったうえで、私と担当看護師とで入浴介助を行うことを提案。担当看護師は「その形で是非介助してあげたい」というので、今度は妻に意思を確認。すると「自分も一緒に入れてあげたい」との希望があった。

決まったら、とにかく亡くなる前に、何が何でも入れなければならない。すぐに準備を進め、私と担当看護師、そして妻との三人で、林さんの入浴介助が始まった。すでに意識のない林さんは、快も不快も訴えない。しかし、妻は非常に喜び、「気持ちがいいわね。

よかったわね」と盛んに声をかけながら，顔や身体を洗ってあげていた。

入浴後，病室に戻って一～二時間ほどで，林さんは永眠された。妻は生きている間に入浴できたことを非常に喜び，最後まで感謝していた。

師長として，私が思ったこと

今にも亡くなりそうな患者をリフトバスに入れた，この体験は，私にとって師長がもつ権限というものを，強く意識させてくれた。ここで行われる患者ケアに関しては，私が最終責任をもつのである。私がイエスなら，イエスであり，ノーならノーなのだ。私は林さんを入浴させるという決断をし，私がそれを意思決定したからには全責任は私にある。そのことを示すために，スタッフと共に介助に入りたいと考えた。あるいはもし入浴中に患者が絶命したら，担当した看護師には大きなショックが残るだろう。スタッフを守る意味でも，自分が立ち会うべきだと考えた。

むっつめのものがたり――師長であることと師長の臨床能力

患者紹介

安達さん，三十代男性，スキルス胃がん術後・腹腔内転移。

家族は妻と子一人(一歳未満の乳児)。両親は六十代で健在。妻と両親が協力して介護にあたり、人工肛門、腎瘻、胃瘻等の管理をしながら、在宅で過ごしてきた。性格的には穏やかで、感情を表に出さないタイプ。妻が生活全般のリーダーシップをとっており、両親は控え目な印象であった。

他院で積極的治療を行ってきたが、病状が進行。緩和ケア目的での転院であった。本人、妻とも病状を伝えられてはいるものの、若いため、「死が近い」という事実に、リアリティが感じられない様子であった。

再発に対して腹腔内のかなりの臓器を摘出し、人工肛門、腎瘻が造設されていた。ADLはほぼ自立していたが、体力低下のため、入浴はリフトバス。妻子もよく来院し、一緒に過ごす時間を長くもっていた。

場面

スタッフと共にリフトバスの入浴介助。この時は急変があり得る等特別な状況ではなく、マンパワー不足から、私が介助に入っていた。ストマのパウチ交換等を合わせると、2人で入浴介助をしても、一時間を超える時間を要した。日勤の看護スタッフが三〜四人という状況では、スタッフ二人で入るのは困難であった。

こうした事情でやむなく私が介助に入っていたのだが、安達さんは「師長さんが直々にお世話をしてくれるのだから、ありがたい病棟だ」と、非常に喜んでくれた。長い入浴時間の間、彼とは本当に多くのことを話した。入浴は、コミュニケーションをとる場にもなり、私に限らず、スタッフも、多くの情報をここで得ていた。

師長として、私が思ったこと

スタッフの手が足りないから、ケアに入る。これは一面で事実だが、実は他方で、ケアをしたい自分もいた。看護師にとって、患者が自分のケアによって快適になるほどすてきな体験はない。師長になれば、それをスタッフが体験できるようにマネジメントするのが仕事になる。それはそれで、やりがいのある仕事だが、やはり自分もケアを楽しみ、その姿を見せたい。この思いもまた、私の心から消えることはなかった。

この場面では、師長のケアを付加価値として喜んでくれる患者と出会い、師長がケアに入る意味を、また広げてもらえたような気がした。師長だって、ケアをする。これは私には当然のこと。しかし、それに付加価値を感じてくれる人がいるなら、それを否定する必要はないと思った。

私は、緩和ケア病棟に勤務した5年ほどの間に、実によく入浴介助をした。十七床で、実際の稼働は十二床ほどだったが、ケアへの要求水準が高い患者のニーズに応えるには、十一人のスタッフでは、決して十分ではない。これを補うためには、私もスタッフの一人として動く必要があった。その一方で、師長が行うケアには、積極的な意味もあり得ると思う。それを感じさせてくれたのが、この二事例であった。

しかし、私が勤務していた病院に限らず、師長はケアに入らない傾向が強まっていると思う。師長はケアに入らず、全体を見てマネジメントせよ、と求められる。そして、自分が入らなくとも、スタッフが十分にケアが行えるようにすることが師長の務めであり、自らケアに入るのは、近視眼的な行為であると、非難される風潮すらあるように思える。私も、こそこそ隠れてケアを行い、それを公言できないような雰囲気はあった。

では、師長の臨床能力は、スタッフに比べて高いのだろうか？これについては、はっきりイエスと言えない問題もある。私も含めて、師長昇格にあたり、どこまで臨床能力が問われているのかは、実際不透明である。師長のケアがスタッフよりすぐれているとは限らない。しかしそれであっても、師長のケアは、特別な意味をもち得る。ここに出した二つの事例は、それを提示しているのではないだろうか。

自信をもって、師長はケアにあたってよい。それが、スタッフを支援することにもつながると考える。

いつつめ、むっつめのものがたりの看護としての意味

宮子さんと私の出会いは、十数年以上前に遡る。私の所属する大学が短期大学だったころ、当時の文化祭に学生が講演を依頼した時だった。宮子さんの話はユーモアがありながらも看護師の日常の喜怒哀楽をリアルに表現し、しかも「だから看護は面白いのよ」というメッセージを学生や教員に伝えてくれた。当時の私は、宮子さんは看護師業と文筆業をバランスよくこなしている人物として評していた。その後もいくつかの著作を読み、看護系雑誌に掲載しているエッセイや文章を読む機会は比較的多く、宮子さんの臨床での姿を想像することが多々あった。

その後、私の友人のことで当時は師長であった宮子さんにお世話になった。友人はかなり体調が悪い状況で外来受診をしたのだが、その日たまたま宮子さんが外来担当をしていて、私は担当してくれたのが師長である宮子さんだったから頼もしく、安心して成り行きを見ていた。そして今、宮子さんはその病院を退職したことを機に、「看護職生涯発達学」分野の博士後期課程の学生となり、看護師が自身の仕事を意味づけながら生きることを支援する研究に取り組んでいる。

宮子さんが後期課程の学生になってからは、実にさまざまな議論をしながら過ごしてきた。改めての出会いを通して、私は宮子さんが病院組織の中で感じていたこと、考えていたことを知ることができ、今だからわかること、語れることがなんと多いことかと思った。

現在、宮子さんは精神科病院の訪問看護師としても仕事をしているので、宮子さんの体験を聴くことは精神科の臨床を知らない私にとっていつも新鮮である。また、「師長とはなんぞや」というテーマで話し合ったとき、師長がケアを担当することの是非についても論じた。私は自身の短い師長経験を通して、そしてその後の研究を通して「師長は優れた実践家であってほしい」と主張してきた[1]。しかし、医療を巡る環境の劇的とも言える変化の中で、師長たちの日常は大きく変化している。ここでは、その変化の中で「変わるべきこと」「変えてはいけないこと」について、宮子さんのものがたりをとおして考えてみよう。

経験豊かな看護師としての師長

私は、自身が看護管理学を専攻して大学院で学んだ経緯があり、師長レベルの看護管理に関心をもっている。看護管理者の中でも、現場の責任者である師長たちは、おおよそ二十年程度の臨床経験をもち、看護師としてまた一人の人として多くの経験を積んでいる。私が取り組んできた「看護師の臨床知」の研究においても、師長たちのもつ臨床力について言及したが、これは私の願いや感覚からだけの発言ではなく、少なくとも私が二十数年間取り組んできた研究の成果に基づいている。

私の研究では、卓越した実践を記述し語ることのできる看護師の中に多くの師長が存在していた。この二つのものがたりも、そのことを示していると言えるだろう。以下に宮子さんの書いた二つのものがたりの中から提示される、「師長とは?」という問いについて述べることとする。

責任をとること

医療安全にかかわる取り組みは、多くの施設で積極的に行われている。インシデント・アクシデント報告も積極的に書くことが求められ、事故を起こさないための対策が取られ、そのために決めごとが次第に増えている。しかし、事故は起きるし、事故を起こさない看護師は皆無であることも研究成果として指摘されている。また、事故がどのような状況で起きているかをよく調べると、事故を起こした看護師の不注意という表面的な事情の裏側に、多くの組織的・システム的な問題が存在することも事実である。たとえば、人員の極端に少ない夜勤の場合、点滴を準備しているとナースコールで呼ばれる。点滴の準備を中断することでミスが発生する……。枚挙にいとまがないほど看護師の抱えている業務は多岐にわたり、一度に多くの課題を抱えている。いつも事件はそのような現場で起きるのだ。このことは、医療の消費者とも言える市民からは、「安心な医療を受けることができないのではないか」という感想があるだろうことが懸念され、現場の看護師は「自分がいつか事故を起こすのではないか」という過度の不安をもちやすい。また、事故にかかわり、事故を起こした看護師が当時の状況を思い浮かべ振り返る中で、どうしても自身を責め、ふがいなさを感じ、そして無力感や罪悪感、そして自責の念にさいなまれるという状況も起きている。

いつつめのものがたりは、このような時代の中での師長の役割を示唆するものだと考える。宮子さんは看護師が抱えやすい自責の念や、もし入浴中に林さんの呼吸が止まり死を迎えることになった際の事故報告の煩雑さ等々、林さんの入浴にまつわる今後のさまざまな成り行きを熟知している。そのため、少なくとも担当看護師が「あの時入浴させたのは私の間違いだった」という思いを抱かないようにとの思いから共に入浴介助に参加した。また事前に主治医に連絡し、待機してもらうという対応をしている。このことは、宮子さんが師長であったからできたことだと読むことができる。

林さんの人柄の記述も心にしみる。人はさまざまな経験を経ていずれ死を迎える。林さんの人柄は決して穏やかな、そして看護師にとって対応しやすいというタイプではなさそうだが、子どものいない林さん夫婦には、二人だけのたくさんの思い出もあったはずである。対麻痺のため身体の自由が利かず、痛みもあり、保清の援助を受ける、つまり入浴することを楽しみにし、妻にはわがまま放題を言う林さんの姿が目に浮かぶ。残された日が少なくなると、人は入浴することを楽しみに過ごすようになる。風呂の中では身体の自由が感じられ少しだけでも動かしやすくなるし、適度な温度の湯は痛みを緩和する効果もある。林さんはベッド上での毎日の中でどれほど入浴を楽しんだことだろう。しかし、看護師にとっては「呼吸が止まるかもしれない状況」での入浴を実施するためには覚悟が必要である。担当看護師も妻から、入浴させるかどうか悩んだ末に「悔いが残るので入浴させてほしい」と言われ、師長である宮子さんに相談している。この場面だからこそ、師長が決断し、共に入浴を行うという「共にいること」での責任の取り方が必要だと私はつくづく思うのだ。

必要性を判断してケアを行うこと

むっつめのものがたりも入浴の場面である。死を間近にした人が「ああ気持ちいいなあ」と感じるひとときを過ごせることの意味を改めて考えさせられる。三十代の若い安達さんは、両親との折り合いがあまりうまくいっていない妻と子を残してこの世を去ることをどのように思っていたのだろうか。安達さんの心中は、私たちにはわからないたくさんの思いが去来していたことだろう。安達さんにとっての入浴は、健康な私たちが日常的に当たり前のように入浴することとはまったく異なる意味がある。宮子さんがマンパワーの不足からという理由で入浴介助をすることを、安達さんは「師長さんが直々にお世話をしてくれるのだから、ありがたい病棟だ」と喜んでくれ、宮子さんも「彼とは本当に多くのことを話した」と書いている。実は宮子さんにとっても安達さんとの時間は、「すてきな体験」として意味づけられている。

看護管理者として病棟全体を束ねる役割の師長は、病院経営にも無頓着ではいられない環境にあり、病床稼働率を上げることも期待されている。しかし私は、師長は看護師であり看護師の仕事をすることも師長の仕事だと考える立場である。宮子さんが記述している「師長の臨床能力」には、現場の一線で仕事をする看護師とは異なる要素が存在している。たとえば、入浴の介助という技術を、その場を楽しいものにするための時間として使う技、そして残された短い生を生きる人への深い思いをもちつつその場にいること、そのことが確かな臨床能力なのではないだろうか。また師長がケアを引き受ける際には、師長自身が病棟全体の看護師の配置と業務遂行の状況を把握し、自身が判断してケアに参入し、かかわった患者を通して病棟の看護実践の評価をし、看護師にフィードバックすることも重要であろう。

宮子さんの「看護師にとって、患者が自分のケアによって快適になるほどすてきな体験はない。師長になれば、それをスタッフが体験できるようにマネジメントするのが仕事になる。それはそれで、やりがいのある仕事だが、やはり自分もケアを楽しみ、その姿を見せたい。この思いもまた、私の心から消えることはなかった」という記述が心に残るし、安達さんにとっても「師長さんがお世話をしてくれる」ことが安心感と満足感につながったことがわかり、師長が実践する看護の意味を私に伝えてくれた気がしている。

（1）佐藤紀子、変革期の婦長学、第4章「看護婦の臨床判断の構成要素と段階」、医学書院、134〜138頁、1999

宮子あずささんのプロフィール

一九六三年六月、東京・杉並生まれ。

一九八三年明治大学文学部文学科日本文学専攻中退。一九八七年東京厚生年金看護専門学校卒業。一九八七年から二〇〇九年三月まで東京厚生年金病院に二十二年勤務。経験は内科、精神科、緩和ケアの三病棟。看護師長歴七年。また、在職中から、大学通信教育で学び、短大一校、大学二校、大学院一校を卒業。経営情報学士（産業能率大学）、造形学士（武蔵野美術大学）、教育学修士（明星大学）を取得している。

二〇〇九年より東京女子医科大学大学院看護学研究科博士後期課程看護職生涯発達学専攻在学中。

精神科病院で看護師として働きつつ、看護雑誌を中心に文筆活動、講演を行う。研究も含め、テーマは看護師が仕事の意味を味わいながら、息長く働ける状況づくりである。

〈ホームページ〉

・ほんわか修士生活　http://www1.parkcity.ne.jp/miyako/

〈主な著書〉

・ナースな言葉（集英社文庫）

・看護師専用お悩み外来（医学書院）他

※第３部のものがたりに登場する患者・看護師・医師の名前は仮名です。

第4部

座談会
「その先の〝私〟を変える気づき」

座談会「その先の〝私〟を変える気づき」

出席者　柳田邦男氏
陣田泰子氏
佐藤紀子氏
（発言順）

引き出しをいっぱいつくる

柳田　心理学者の河合隼雄先生が、臨床心理士のことをとても面白く表現されていました。さまざまなクライアントと接しますが、誰にでもあてはまる標準化された治療法はないと。患者それぞれに個別の物語をもっているし、個別の人生を送ってきて、個別の問題を抱えている。

そういう個別性のある人に対して、なぜ臨床心理士は対応できるのかというと、自分の頭の中の引き出しに、何百という物語をもっていて、それが多くのクライアントを経験することによって、みんな違うんだけれども、その違う物語をたくさんもっている。そして、そのどれかにあてはめるわけではないけれど、そういう引き出しが多ければ多いほど、頭が柔軟にはたらき、相手が抱えている苦悩に対して言葉が出てくる。あるいは対処の仕方が出てくる。そういう言い方をしているんですよね。

だから、臨床心理の仕事というのは科学じゃない。つまり、医学的治療法は科学の裏づけがあり、エビデンスがあるから一般性をもつけれど、臨床心理の仕事というのは、そういう科学的一般性はもたない、という言い方で、僕はすごく納得できたんです。

本編の中で、佐藤さんや陣田さんが、いろいろなことをお書きになったり、紹介したりするということは、それぞれの読者に引き出しを増やしてあげることです。若い読者に、自分はまだ経験していないけれど、こういうこともある、こういう人もいると、そういう引き出しをいっぱいつくってあげる。

陣田　ベテランナースにも通じることですね。

柳田　そうですね。初心者、ベテランに関係なく通じることですね。

看護師でも、看護学理論や教育論でガチガチになっていると、個別性のものにあまり興味をもたず、一つのマニュアルに沿って均一に患者に対応していると、その人の頭の中の引き出しが、ぜんぜん増えないですね。大きな、お決まりのマニュアルの引き出ししかなくて。それは、とてもさみしい、枯れた話だなと思うんですよね。

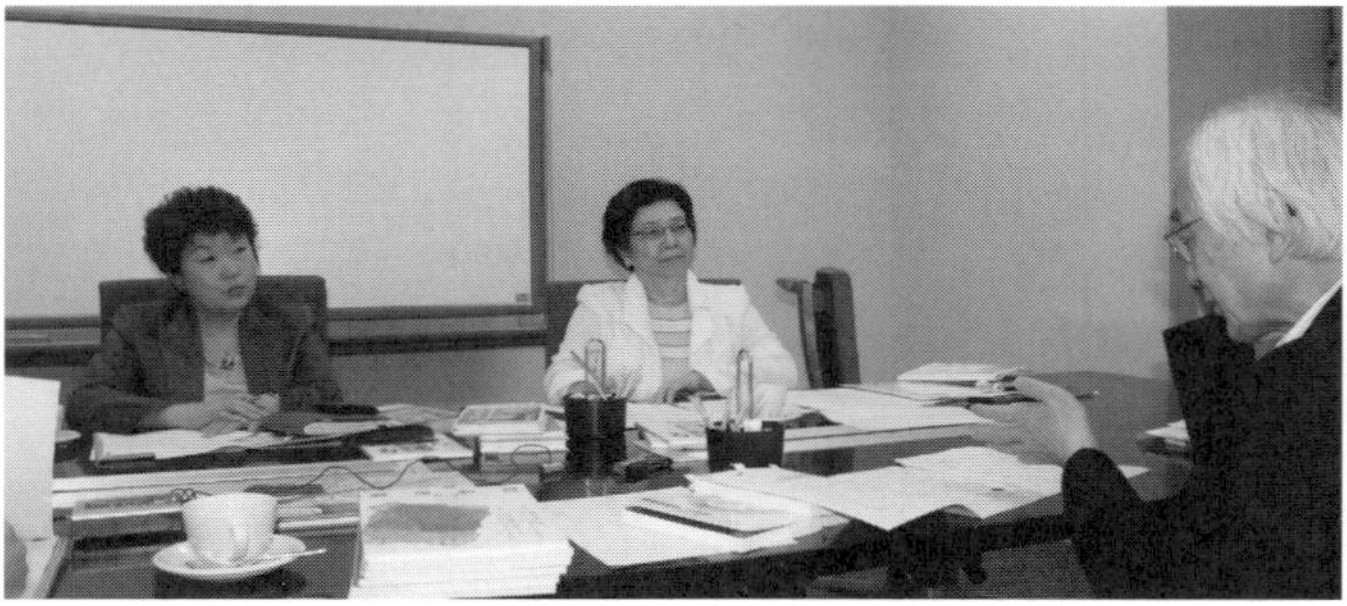

学生時代には、ういういしく、感性豊かだったのが、なぜ本職になって一年も経ったら何も出てこなくなっちゃうんだろうと。流れ作業の中で対応するだけで精一杯。

陣田　ホントに、精一杯っていう感じですよね。

柳田　精一杯のうちに、だんだん諦めが出てきて、「これで事故もなく過ごしていれば、まあいいか」ということになっちゃう。

陣田　今、医療の現場を見ていると、育てるどころか、もっていたものをそぎ落としていくようなところがあります。そんな現場の中で、ういういしい看護師がどう育っていくかと考えると、なんだか暗くなっちゃうんですけどね。

でも、本編に集めたように現実にはいろいろな物語があって、看護師は一所懸命やっている。そこを、どう育てていったらいいかというのが課題です。

柳田　これは、看護職だけではなくて、広く専門職の世界を見ると、役人であれ、弁護士であれ、学校の教師であれ、今の時代が抱えている共通の問題じゃないかと思うんですね。

それには二つの大きな理由があって、今の社会の専門職というのは、科学主義か、法律主義かのどちらかで支配されている。科学主義というのは、エビデンスがはっきりしているとか、感情を入れてはいけないということ。それから、法律主義というのは、それと同じ論理構造で、施行規則からやマニュアルまで決まっていて、そこからはみ出さない。うっかりトラブルが起こった時に、説明がつかなくなるから、その範囲内でやっていなさいと。それで就職すると、だいたい医師でも、役人でも、言われることは「へたに感情を入れるな」「すべての人を平等に、客観的に見ろ」と。

近代科学主義というのは、自分と対象とを切り離すところから始まるわけですよね。対象化するということはどういう意味をもつかというと、自分との関係性を切るわけですから、相手をいつも冷静に、客観的に、分析的に見て、「こうだよ」と説明したりするわけです。

今の時代には、この科学主義と法律主義が一体化して、そこでは情《じょう》が移るとか、濃密なコミュニケーションというのは、とりあえず切るわけです。それが、冷たい医療の根本原因だと思うんですね。

それを、臨床心理側からどう説明するかというと、関係性こそが人間が生きていくうえで大事だという視点に立って、科学が断ち切った関係性を回復する。そして、それを重要な要素とする。これは、佐藤先生も『看護師の臨床の知』の中で中村雄二郎さんの話を引いておられますね。

中村さんの定義というのは素晴らしいと思います。

佐藤　「パフォーマンスの知」と「シンボリズムの知」と、「コスモロジーの知」のところですね。

柳田　コスモロジー、シンボリズム、パフォーマンスをわかりやすく言い直すと、「固有世界」、そして「事物の多義性」、「身体性を備えた行為」の三つになります。これを、さらに僕なりに砕いて言うと、固有世界というのは、患者一人ひとりが全部違う人生や、生活や、価値観をもっているということ。そして、事物の多義性というのは、人が抱えているいろいろな病気の意味というのは、その人の人生と切っても切れない関係にあって、同じ肺がん、同じ子宮がんでも、その固有の意味というのは、患者によって違うということ。それから、身体性を備えた行為というのは、体が触れ合うとか、顔を見つめ合うとかいう人間の関係性そのものだと思うんですね。

医療現場で科学性を否定するのではありません。科学性は一方で必要なんだけれども、それだけではなく、これこそが、もう一度医療というもののヒューマニティを回復するうえで重要な三要素じゃないかと思うんで

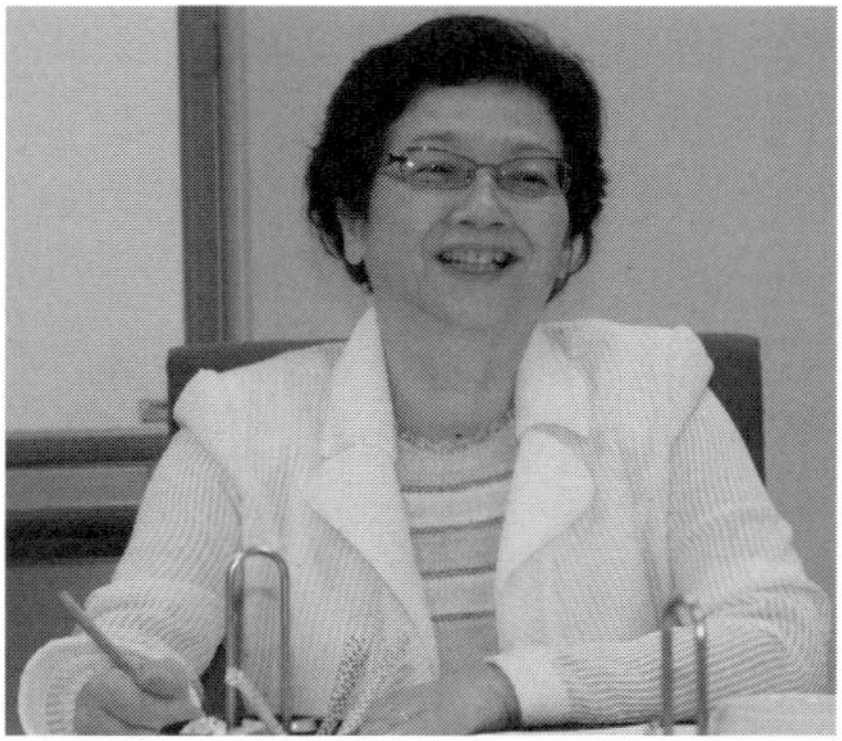

陣田泰子氏

すね。
科学主義は個別性を排除するわけですが、個別性こそが人間が生きる一番大事なところだし、意味づけはいろいろな多義性をもっている。そして、人間は一人だけでは生きられなくて、やはり支えられる人、支える人、あるいは力を合わせる人、医療者と患者というように、この関係性こそが大事なので、そのことを今、現代社会は問いなおされているんです。

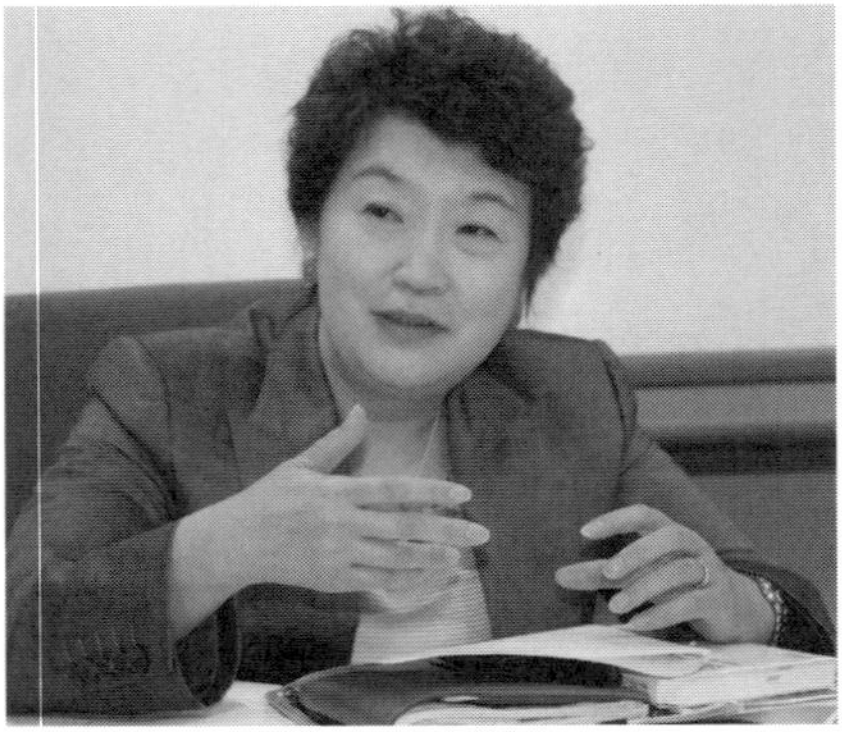
佐藤紀子氏

学生時代の感性

柳田　実は、看護学生が、エッセイや論文を書くと、ものすごくいきいきしているんですよね。それがなぜいきいきしているかというと、そこでは感情移入が許されるからです。

佐藤　ああ、そうですね。看護学生も、そして医学生もです。医学部の一年生もすごくて、看護実習をするんですが、その感想文を読ませてもらったら、感情移入することが許されているんです。

陣田　看護師よりも、看護的だったりしますでしょう。

佐藤　ほんとうに。うちの大学は女の子ばかりなので、ほんとうにやさしくて。

柳田　おそらく、八割ぐらいはモチベーションがはっきりしてるでしょう？　医学部を選んだり、看護学部を選んだりするモチベーションがはっきりしていて、実習で現実に患者の前へ行くと、ものすごく心が揺れ動くわけですよね。それは、まさに関係性そのものの真っただ中にいるわけだし、そういうのは初めての経験なわけです。だからこそ、表現するとものすごくいきいきしているんですね。

佐藤　そうですね。

柳田　それで、まだ知識が不十分だから、わけ知りにならないのですよね。

　それはまさに、現代社会が取り戻さなければいけないことを、教えてくれているんじゃないかと思うんです。しかし、彼らが国家試験を通って医師になったり、看護

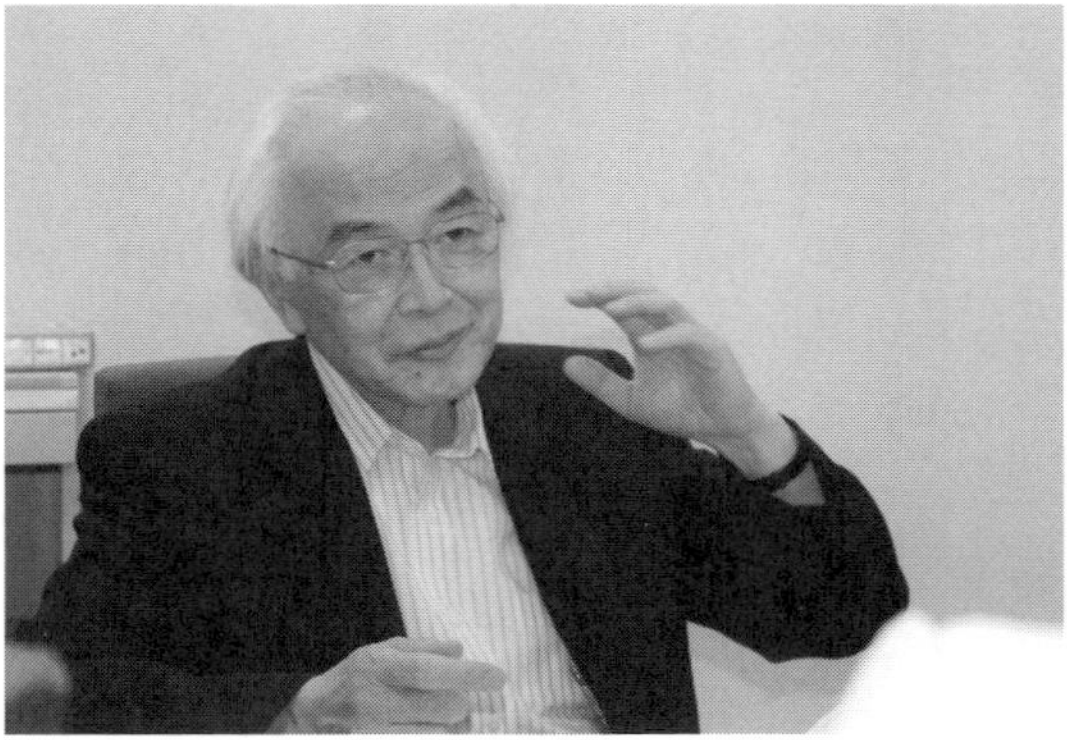

柳田邦男氏

師になったその瞬間から枯れ始めていく。

そのあたりを、必死に回復しなければいけない時代に応えて、佐藤さんと陣田さんのお二人が本を書いた(『看護師の臨床の知』『看護現場学への招待』)。傍で見ていると、そう感じる。もちろん、今までも看護のヒューマニティ等々、いろいろなエッセイや本が書かれていましたけれども、こういうふうに現代ならではのキーワードを持ち込んだり、哲学の領域、臨床心理の領域まで視野に入れながら、きちんと分析的に書いたものに、初めて出会ったんですよ。

佐藤 看護学生や医学生がもっている思いというか、わけ知りではなくて、自分の感情に訴えてくるものをそのまま書けるということが、職業人としての仕事と両立していけるものなのか……。両立していければ、すごくいきいきとした臨床になっていくんだろうけど、どうなんでしょうね。そのあたりは。必然なんでしょうかね。

柳田 下手をすると両立できない。なぜならば、あまりにも業務量が多くて、忙しくて、そういうところにかかわっているとノイローゼになっちゃうとか、仕事と現実とのギャップでいたたまれなくなるとかで、何らかの妥協を要求される。妥協の仕方によって、「先輩の言うとおり、黙ってやっていればいいや」というふうになるか、辞めてしまうか、病気になるかだと思うんですね。でも、いろいろ問題があっても、一方で素晴らしい医師なり、看護師がいますからね。できない相談ではない。その人なりの、うまい生き方があるんだろうと思うんですよね。それを、一度、系統的に聞いてみたらどうかと思っています。

その一つには、素養、あるいは素質、もしくは資質がある人というのがいるんだろうと思うんですよ。

僕は、二〇〇六年から、『看護教育』の学生論文の中のエッセイ部門の審査をやってきて、学生は、まだまだういういしい感性が素直に表れているなぁと感じるんですよね。自分では、まだ技術とか知識が豊かじゃないから、非常に重度の患者さんや、死を前にした患者さんの横に行くと、積極的にかかわることができないわけですよ。できない代わりに、少しでもそばにいてあげようというので、懸命にそばにいる時間をつくるんです。

これは、学生だからできる。でも、そのことがほんとうは一番大事で、それは患者の言葉になる。僕が今回選んだ学生のエッセイで、患者さんは、下咽頭がんですごく重度な末期症状になっているんですけど、このAさんという人が、実習が終わって学生と別れる時に、「腕をもぎとられるような思いだな」と言ったというんですよね（本書二十四ページ参照）。

やはり、患者が求めているのは何かというのが見えてくる体験というのがあるわけですよね。学生の佐藤奈緒美さんの告白では、事態がただ事ではないというのが、医師の説明でわかった時に、爆発するように涙を流す患者さんのベッドサイドで、思わず一緒に泣いてしまう。その時に患者のほうが、「泣かせちゃってごめんな」と言う。これくらいのかかわりあいというものは、決して、感情が同一化して何もできなくなるという次元とは違うと思うんですね。

そういう素直なかかわりあい方、気づきという点で言うと、患者の苦悩に共感するということが大事だと教えられても、実はそれはただ事じゃなくて、そう容易なことではなくて、共感するということと、共感的にかかわるということとは違うんだということに気づいた佐藤美幸さん（本書十一ページ参照）や、さらに患者の気持ちをわかるということと、わかろうと努めることとの本質的な違い、そういうところに気づいていった同じ佐藤美幸さんや佐潟さんの体験（本書二十五ページ参照）などを読むと、大事なところにちゃんと感性が働いているなと思えてうれしいんですね。

一所懸命わかろうとしてくれている人がそばにいるという、そのことが大事なので、そんなに深い苦悩の中にいる患者のことを全部わかった気になってしまったら、かえって傲慢に見えてしまう。そこの微妙なところを、佐藤さんや佐潟さんは気づき始めているんだなと感じました。

やはり、学生たちのエッセイを読んでいると、必死になってコミュニケーションを取ろうとしていますよね。関係性を大事にしていますよね。それが、ほんとうに看護現場に職業人として就いてから、忘れがちなところだと思うんですね。

僕は、四十歳、五十歳になって、看護部長になっても、ういういしい気づきの感性をもっている人と、おそらくそういうものが枯れ果てちゃって、管理業務だけをやっている人とに分かれると思うんですけど、それは年齢の問題じゃないんじゃないかと……。

陣田　年齢じゃないですね。

自分を表現する

柳田　僕は、自己表現の習慣をもつということがとても大事なんだろうと思いました。文章なり、絵なり、写真なり、何らかの方法で自己表現するということが、自分を見るうえで一番有効で具体性がある。自分を表現すると、ただ考えているだけでは混沌としているものが、脈絡をもってつながって見えてきて、それが、とくに文章や詩歌の類だったりすると、ある意味で満点の星の中に星座をつくったようにはっきり見えてくるものが出てくるんですね。そうすると、「ああ、自分はこんなことを考えていたのか」とか、「自分はこんなふうなことをやっているのか」というのを追認するかたちで、自己肯定感につながっていくんですよね。

だから、死を前にした人の闘病記なんかを読むと、やはり書くことによって生きる力を再発見していたり、自分の意味づけをしている。

宮崎のボランティアグループで、「宮崎聞き書き隊」という市民グループがあるんですよ。それは、傾聴ボランティアをやると同時に、聞き書きをする。テープに取っておいて、それをコンパクトに、短編小説ぐらいの分量の人生一代記にまとめてあげるんです。

佐藤　すごい！

柳田　喋ったことの速記ではなくて、長時間喋ったものをまとめてあげるんです。そうすると、やはり一人ひとりが生きるってすごいことだなと思うんですけれど、満州でソ連軍が攻めてきて、銃殺される寸前にモスクワの命令が変わって、いまや引き金を引こうとする時に、その命令がきて助かったとか、脱走して荒野を何十キロも歩いたとか、そういう話が活字になると、本人も感動するんです。

佐藤　宮崎聞き書き隊。

柳田　ええ。やっぱり自分を作品化して映してみるというのが、すごい力をもつんだなと……。

人間とかかわっている職業についている医師であれ、看護師であれ、カウンセラーであれ、自分のやっていることを日常的に表現する手段があるといいでしょうね。それは、歌を詠んでもいいし、日記を書いてもいいし、毎日の反省、業務報告、何でもいいですけれども、やったことを書く。毎日が大変だったら、週にまとめてでもいいんですが、それをやるとかなり違うと思うんですね。

やっていく時に、ただ漫然と日記を書くのではなくて、自分が気づいたこととか、失敗したことか、人との出会いで心を打たれたり、学んだりしたこととか、何か具体性をもったエピソードというのを書いたらいいだろうと思うんですね。

佐藤　抽象的だとわからないので、エピソードにからめるとわかるんですよね。

陣田　現場で働いている看護師は、書くのが苦手という意識があるんです。それは、こう書かないといけないという固定観念をもっているんですね。だから、「書けない」「書くのは苦手」と、師長でも誰でも言います。演繹法で難しく書こうとすると書けないんですけれども、起きたことから書けば、書き出せるし、できてくるんですよね。それがなかなか……。現場の看護師が書けないというそこを、どういうふうに書けるようにしていくかが課題です。

柳田　二つ方法がある。一つは、誰でもいい、相手を決めて……過去の人でもいい、架空の恋人でもいいから、その人に宛てて手紙を書くんです。恋人にメールするぐらいの気持ちで。

　というのは、僕は荒川区で絵本を読むことを推進する活動をやっていて、二〇〇八年から、柳田邦男絵本大賞というのをつくって、毎年絵本読書感想文を募集しているんですよ。その時に、親御さんと子どもに向けて、両方に、「書評を書くようなつもりで書かないでください。気軽に私に手紙を書いてください」と呼びかけました。「柳田さん、一緒に読んでね」という気持ちで書いてくださいと言ったら、小学校の低学年の子どもたちでも素晴らしいのを書いてくるんですよ。

　それからもう一つは、名文を書こうと思わないことですよね。ホントに、雑記帳に書くぐらいの気持ちで、具体的に「水曜日の朝何時でした。コーヒーを飲もうとしたら誰が来ました……」

と、誰でも書けるわけですよ。それでいいんですよね。

その二点さえ頭に入れておけば、書くことはそんなに負担にならないはずです。

陣田　看護記録はしょっちゅう書いてますけど、自分の看護実践をいざ書けというと、「ぜんぜん書けないです」って言うんです。

うちの病院で開いている「ナレッジ交換会」という実践を発表する場でも、準備の段階で自分の実践を文章にしていく過程がありますが、先輩がかかわって、「そんなときどんなふうにやったんですか」というやり取りを経て、やっと自然に書けていく。ちょっとアドバイスをするというかたちでやっていくと、「ああ、こんなでよかったんだ」ということがわかって、それで書けていくんですよね。そうすると、ちょっぴり自信もついていきます。

書きたいこと、語りたいことがふくらむ

佐藤　私の場合は、あまりやり取りはしないんですよ。研修等で書いてもらうことが多いので、同じ病院で何年か継続していくんです。今は、日赤の人たちと研修を通じて文章を書いてもらっていますが、皆、「ああ、こういうふうに書けばいいんだな」と、自分たちでわかってきていますね。

私、三行ぐらいしか書いてないのが大好きなんです。何か、その裏側にすごくいろんなことが

あるだろうなとワクワクしちゃって、いつも、三行ぐらい書いた人のを使わせてもらうんです。それで、「なんで、ここで風が気持ちいいと思ったんですか」と聞くと、いっぱい話してくれるんですよ。

病院の庭は狭いんだけど、学生指導か何かの仕事についていて、その日は、ちょっと暇だった。気になっている患者さんのところへ行って話をしていたら、その人が旅行会社に勤めている人だということを思い出して、「病院の中にこんなにずっといると嫌ですね」と言ったら、「うん」と言ったので、一緒に散歩に行ったんですって。そしたら、その時の風が気持ちよかったって。それで、「きょうは風が気持ちよかった」と、その人は書いているんだけど、その「風が気持ちよかった」という裏側にいっぱいエピソードがあるんですよ。

私は、いつも一番少ないのを、「いいですか」と本人に聞いて、それを使わせてもらっています。そうすると、ほんとに豊かなんですよ。書けない人ほどというか……。

柳田　どんどん出てくる？

佐藤　出てきます、出てきます。そうすると、皆、「へぇー、そうだったんだ。だから風なんだ」みたいな感じになります。最初の頃は、そうでしたね。研修を重ねると、皆、書けますよね。

柳田　そういうコミュニケーションをやっていると、書くのにだんだん慣れてくるというか、何を書けばいいかに気づいてくるんですね。最初の三行の中に、一番大事な「風」がある。それはそれで、もう芽が出てるんですよね。

佐藤　「印象に残ったこと」なんて聞くと、「風の気持ちよさ」なんですよね。だけど、その風がなぜ気持ちよかったのかと聞くと、物語があって。私が研究をはじめたころは、そういうのがありました。看護実践というのが、私が考えているのと、書いてほしいと頼んだ相手が感じることが違っているから。私は、ほんとうに患者さんと看護師がいる場面のことがすごく大事だと思うんですけど、そこは「そんなことを書いても仕方がない」というふうに思っているところがあって……。でも、ほんとうは、臨床ってそうなんだというのを、また思ったんですよね。

陣田さんの研修で、私が一番すごいなと思ったのは、神奈川県の看護協会のファーストレベルの研修です。シートを使って（本書六十一ページ参照）、ずっと自分を見つめていく作業をしてもらうという研修。あれは、すごいなぁと思って。ひたすら書かせるんですよね。それで自分と向かい合うのね。

陣田　書く方向が、やっぱり「書けない」で止まっちゃうんですよ。二十六年間の経験があっても、実際に私が自分の看護実践を喋れなかったし、書けなかったという思いがあったので、私と同じにならないように、いっぱい書く材料をもっているのだから、どうやったら書けるかというのを考えて、その誘導ができるようなシートを考えたんです。

佐藤　あれは、ずっと一人で書くんですよね。一日、紙に向かって。

陣田　書いたり、話したりを何回かくり返す中で、徐々にできてくるんですね。だから、ホントに一行の人が、最後には、それを語り合っていく中で、自分でビックリします。

佐藤　あれは、一日の研修ですか？

陣田　二日間です。一日でやったりもするんですけど、二日間のほうが、くり返しができて、自分の中でだんだんふくらんでいく。最初からふくらまなくていいんです。

佐藤　研修なのに、けっこう孤独なんですよね。紙と向かい合って。

陣田　あえて、個で書く部分と、仲間と話す部分をつくっています。グループじゃなくて、個の作業ですよ、と設定しているのに、すぐに喋っちゃうんですよ(笑)。そして、喋って、それをくり返していく中で、だんだんふくらんでいって、最後に自分でびっくりして泣いている人がよくいます。「こんなに自分の中にあったんだ」って。

私は、「体から取り出すんだ」という表現をするんです。体の中に埋め込まれているので、自分でわからない。だから、他者が見て「こういうところがあるよね」と言ってくれて、その代わりに自分も人に「こんなところがあるよね」と教えてあげる。これが回っていくと、チームとして、お互いが見えるというか、気づきあうようになるんですけど、それが切れちゃうようなチームもありますね。だから、自分の実践を見てもらうのは、やはり他者が必要かなと思います。

佐藤　「何でも話していいよ」という雰囲気をつくらないとね。

陣田　自分では見つけられないというのがありますよね。だから、ほんとうに関係性というか、人間関係というか、看護師のチームの力というのは、すごく大事だと思うんですよね。

柳田　ある意味で看護師というのは、チーム意識が強いからやりやすいんじゃないかと思うんですね。

佐藤　いい方向にいけば、すごく力を発揮しますよね。

陣田　そうですよね。

師長は臨床の場面を変える力をもつ

佐藤　私は、書いてもらったものしか知らないから、その人の普段の仕事ぶりはぜんぜん知らない。皆、けっこう苦しんでますよ。ここで、すごく素敵な物語を書いてくれるんだけど、「自分は師長としてダメなやつだ」と思っている人がけっこういます。評価されていないというか。

柳田　今の時代、ほんとうに生きるのが難しくて、皆、壁にぶつかりながら悩んでいる時代なんだなぁと思います。だから、看護職なんていうのはモチベーションがあっても、いざ現場に行くと、ほんとうに挫折しないでいるのが不思議なくらい大変なんだろうなと思うんですね。検査業務やら、さまざまな仕事が津波のように寄せてきて、大変な仕事量になっていて、これからの看護職を現場で考える時には、せめて一時間に十分ぐらい、受けもちの患者さんのそばで黙って座っているくらいの時間を、税金の基礎控除みたいに最初に確保して、その残った四十〜五十分の中でできるものは何だろうかというような、そういう業務体系ができたら理想なんだけどね。

佐藤　ホントに。本来の業務ができなくなっているというかね。

陣田　看護師という仕事は大変で、仕事もきついとわかったうえで飛び込んでくる人たちがいます。そこにどうしたらずっといられるかといったら、たぶん給料とかそういうことではないと思うんです。もちろん給料も高いにこしたことはないんですけど、一つでも、二つでも、「自分はやれた」という実感をもったら、たぶん居つづけることができると思うんです。でも今は、その一つ、二つが見つからない。だから、それを意図的に少しでもつくりだして、現場で手ごたえをもつためにどうしたらいいかというのを、今模索しています。

たくさんやってるんだけれども、「何をやってたんだろう？」という……。それに気づかすための一つの方法が、書くということであったりする。

佐藤　師長さんたちはそれがやれるんだけど、そんなことはいまやっちゃいけない、病床稼働率を上げて、事故をなくし、転落・転倒させないとか、そういうことにすごく振りまわされていますよね。私の言いたいのは、「師長さんたち、変わろうよ」というメッセージなんですよ。師長さんたちに、いちばん強いところをやってもらおうというところを、この本の物語では出したい

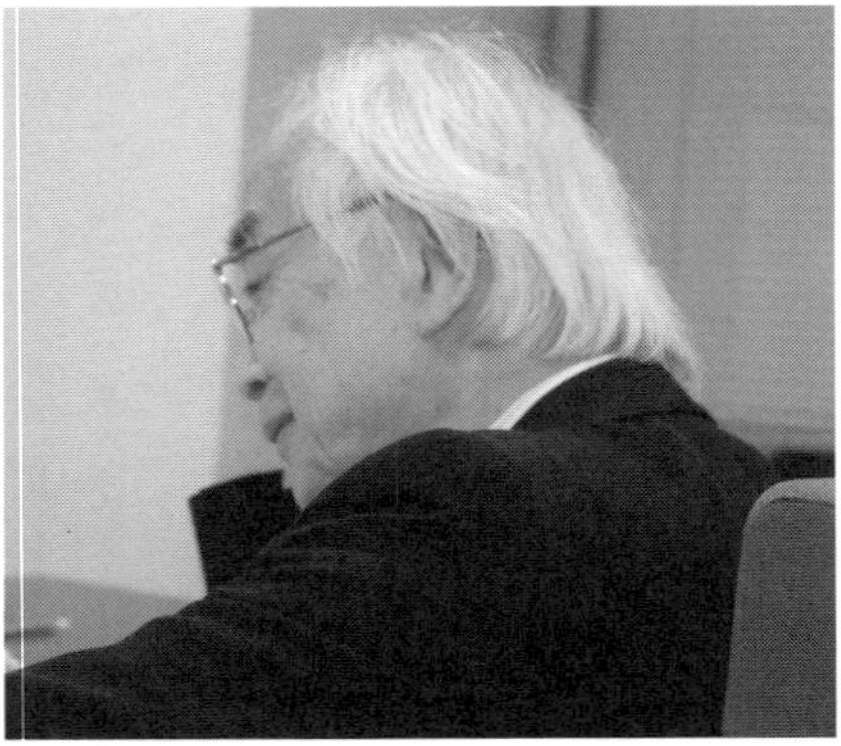
柳田邦男氏

んですよね。

師長さんたちは、こんなに深く患者さんを見ているし、上手に関係をつくっているし、この力を若い人たちに見せてほしいし、若い人たちのやっていることに「よかったね」と言ってあげられる。そっちの仕事を、師長さんたちにやってもらったほうが、絶対に今の臨床の場面は変わるということを、私は言いたいんです。とても力の無駄づかいをしているような気がして。

書いてもらった師長さんたちの文章って、深くて、「やっぱり、そうだったんだな」と思ったんです。たとえば女性の師長さんなんですけど、「病室に葬儀屋を呼んでいる患者」って書いてくれたんです（本書一五六ページ参照）。独身の男の人が、がんで亡くなっていくんだけれども、フッと師長さんが見てみたら、自分の部屋に葬儀屋さんを呼んでたんですよね。自分は家族もいないからって。

またしばらくして、「最近、大の字になって寝たいなってつくづく思うんですよ」という患者の言葉を聞く。彼の体のリンパ節は、大小の腫瘤になっていて、体位によってはゴツゴツ圧迫され、身の置きどころがない感じがするためだろうと考えながら、彼にとって必要なことは何だろうと、その師長は考えます。そして、主治医と研修医、精神科医、看護長と病棟看護師数名、師長が参加して、カンファレンスで話し合って、個室にベッドを二つ入れることを実現します。

患者は、いままでの感謝の気持ちを表したいと、病院に最新のプロジェクターを寄付してくれて、彼の診療科の医師たち、いままで入院したことのある病棟の看護師たち、入院がきっかけで友人になった人たち、患者の従兄弟の妻と娘が、彼の個室に詰めかけ、人があふれる中でDVDの上映会を行った。彼が選んだのは、NHKの「人体の不思議・免疫」のDVDだった……。

駒込病院のCNS(専門看護師)ですが、こういうのを師長さんたちが、たくさん書いてくれたんです。素敵なんです、ほんとうに。

柳田　すごいですね。

佐藤　昔からよく知ってる看護師で、私のところでCNSを取って。こういう物語がけっこう出てくるんです。やっぱり二十年のキャリアのある師長さんですね。

医師たちも一緒にカンファレンスができて、看護師たちもとても忙しいんですよ。忙しいのはいつも同じなんだけど、やっぱり皆で、「頑張ったね」と言えるような実践だったようです。

「絶対に忘れない」

柳田　大それたことなんだけど、仮に自分が入院して、がんの末期になったとしたら、一日一つ、こっちがしかけて、何か一日一つやって、医療スタッフの皆を動かそうと思っています（笑）。

そうすると、自分も熱中できるし、一日きざみで、「明日はこれをやろう」と。「明日、どうなるだろう」ではなくて、「明日はこれをやる」「あさってはこうやる」と考えながら、皆を笑わせたり、感動させたりして、皆さんの心の中にどんどん侵入していこうと。肉体は消えても「あの柳田邦男に召集されて、あんなことをやった」とか、「こんなものを見せてくれた」というかたちで皆さんの心の中に「焼きついてやろうかな」と思っています。

陣田　当院の看護師で、二年目になって学生の時と患者との関係が少し違ってきてしまったという人がいます。彼女は看護学校三年生の実習の時に、たった三日間ですが患者さんを受けもって、亡くなる場面に立ち会うんです。でも、その三日間の患者さんの様子、痛いのに「今日も頑張るぞ」と言ったり、学生の自分にまで声をかけてくれたりする姿を見るわけです。だから、「絶対にこの人のことは忘れない」と思うわけです。たった三日間なのに、一人の学生の心の中に、その患者さんが住みついて、「そのことを忘れない」ってレポートに書きました。でも、看護師になって二年目、その時の患者さんのことを忘れていた瞬間に気がついて泣き顔になるんですね。でも、たぶん、絶対に彼女は忘れないと思うんです。

柳田　そうね。また十年ぐらい経って、その深い意味をね。最初のうちは、ただ覚えてるだけなんだけど、それがすごいことだったんだというのが、十年か二十年経って気がつくとかね。

陣田　そういう意味では、短い時間の中でも、すごい深さで残っていく。それは、やっぱりこの医療という現場じゃないとないことかなとは思いますね。

佐藤　思います。このあいだも、四年生の学生が卒論のことで集まっていて、一人の学生が、小児の死について看護学生たちがどんなふうに考えているのかを卒論でまとめたいと言ったんですよ。その学生が、ほかの学生に「あなた、どう?」って聞いたんですよね。そしたら、聞かれた学生は、「子どもの死についてまったく考えたことがない」と答えたんです。

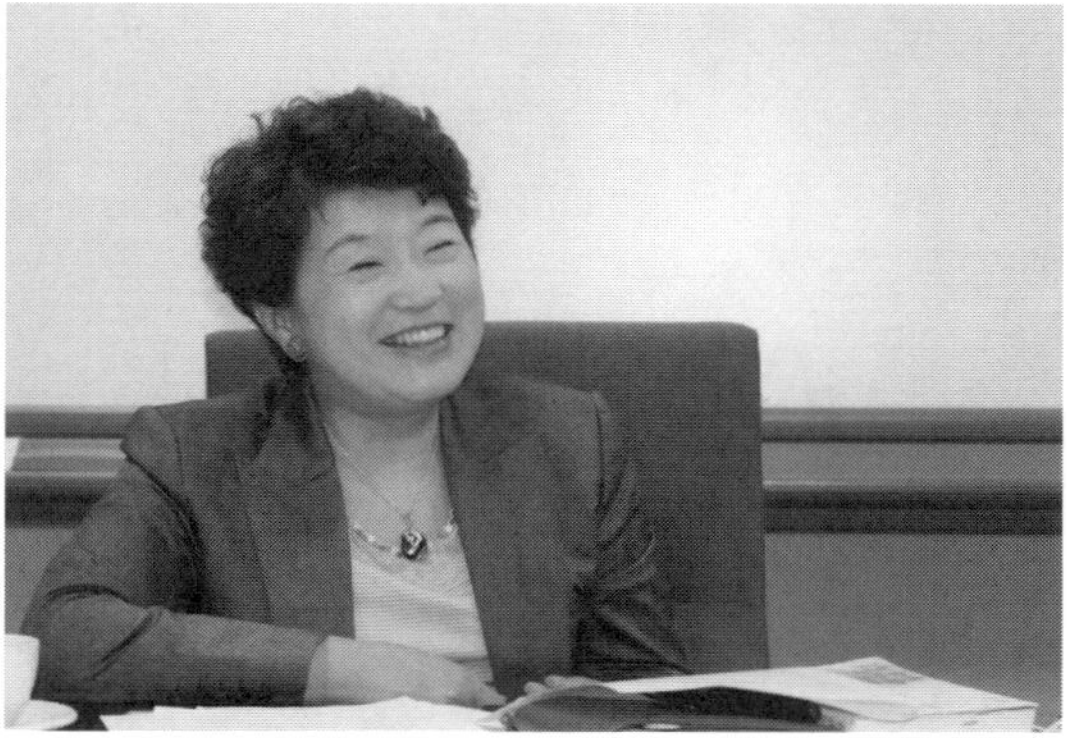

佐藤紀子氏

その提案をした学生は、実習の時に、自分の受けもっていた子どもは元気だったんだけれど、前のベッドの子どもが心臓移植を待っていて、結局、ドナーもいなくて死の間際なのだということを聞いてすごく衝撃を受けて、自分は子どもの死について考えたいと言いました。その隣にいた学生も、その子どもを知っていたのですが、関心がぜんぜん違うんですよ。

だけど、自分の受けもちでなくても、そういう子どもがいて、ちょっと言葉を交わしただけで、ものすごく影響を受けている学生がいて、一方では、小児は全部元気な子だったという人は、ぜんぜんそういうことを感じないでいる。だから、陣田さんの言われた三日間はすごいと思う。ちょっとしたことでも、印象に残っていて。

陣田　その三日間で亡くなったあと、学生はショックを受けるんですけど、死後の処置という、亡くなったあとの儀式に参加するんです。さっきまで言葉を交わしていた患者さんが三時間後に亡くなって、それも不思議だって。それで、まだ温かい。あと、先輩看護師たちが、まるで今も生きてるみたいに「体拭きましょうね」「ちょっと横向きましょうね」と言葉をかけている。そのことにすごくびっくりして、こんなふうに亡くなったあとの人の尊厳が守られているんだということを知ったというんですね。死後の処置を、先輩看護師は何気なく、たぶん、まったく意識していないんですけど、それを見た学生が、「ああこんなふうに死者の尊厳が守られているんだ」と。それもまた、すごいことですよね。

佐藤　見るということが，どれだけ学生に影響があるか。

陣田　たぶん先輩看護師は，見せている，見られているとは思っていないんですよ。でも，しっかり学生は見ているんです。学生は「死者の尊厳」って言ってましたね。

柳田　最近，東京大学のグローバルＣＯＥプログラムの中で，「死生学」をテーマに多彩な研究活動が行われています。二〇〇八年にオックスフォードで，脳死問題についての若手研究者のラウンドテーブルディスカッションがあって，日本から東大の若いスタッフが行って，欧米の学者とディスカッションをしたんですね。

そのときに，欧米の死の受け止め方と，日本の医療者の死の受け止め方がまったく違うというのが見えたって言うんです。アメリカでも，イギリスでも，遺族がいようがいまいが，とにかく脳死判定をして，そこで死亡時刻をパッと決めて，まさにマニュアルどおりに「死」という線を引くんですね。

ところが日本の医療現場では，まず，家族の同意を得たうえで脳死判定をする。家族の同意が得られなければ脳死判定をしない。そして心臓死を待つとかね。それからまた，脳死判定も，家族が納得するまで待って，医師は判定をしたかったけれども一日遅らせたとか，流動的なんですよね。

ということは，死亡診断の時間というのが家族の意向によって動くわけですね。これが，欧米

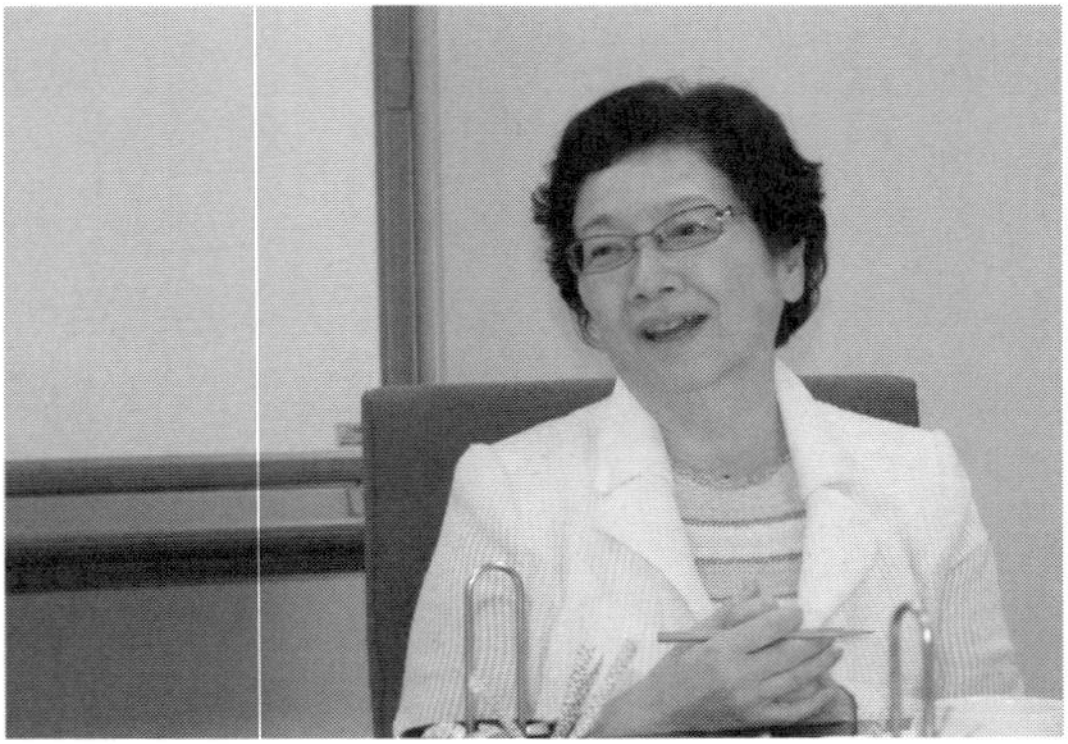
陣田泰子氏

の研究者から総攻撃を受けたというんです。死というのは科学的なものであって、本人以外、あるいは医学的診断以外に入る余地はあり得ないって。ところが日本は違う。医療スタッフが家族のことを思ったり、法律でもそういう決まりがあったりと、すごく曖昧になっているんです。それはおかしいと、ものすごく突っ込まれた。

とにかく価値観が違う。あるいは、生と死のとらえ方が、欧米の合理主義、科学主義と、日本の曖昧模糊とした文化との違いがあるということだけは、相手も理解できたという、こういう面白い話がありましてね。

佐藤　私が現場で働いている頃は、脳死の患者さんは、生きている人だと思って話しかけていましたよ。そして、生きている人と思って体を拭きました。今でも生きていると思ってる。だから、脳外科の医師が私に、「看護師さんたちがよくやってくれたから、ご遺族が解剖に同意してくれた」って言った時、すごく悲しかった。腹立てて、怒ってた。看護師たちは、「やっぱりわかってますよ。涙流しました」と言いながらケアしていましたよ。今ほど、人工呼吸器を使って延命治療をいう時代ではなかったからなんだけど、やはり、私は脳死が人の死とは感覚的に思えない。

柳田　とても思えないですね。

佐藤　少なくとも、日本の多くの看護師たちは死んでいるとは思ってないですよ。

柳田　純粋な科学主義でいえば、家族なんかいようが、いまいが、脳死診断なり、子どもの死亡診断なりというのは割り切ってやるんだけれども、日本は、いのちを共有し、人生を共有した家族というものを非常に大事にして、その一体感の中で死亡診断があるんだろうと思うんですね。それは、まさに科学主義ではなくて、関係性を大事にした臨床の知だと思うんです。

佐藤　臨床です。臨床の「知」です。

柳田　日本の曖昧文化というのは、まさに臨床の知だと思うんです。この曖昧文化のよさというものを、僕はいますごく強調しているところがあるんですよ。西洋文化というのは、それを切り捨てて、できるだけ厳密性なり、エビデンスなりで割り切っていこうとするんだけど、科学主義というのは限界が見えているんですよね。

人間というのは、精神性においてはいのちがつながっていくわけだし、死というものが非常に不条理で受け入れがたい時には、あとを生きる人が引きずって、ものすごくつらい人生になっていくわけでしょう。それは、犯罪被害者の親とか、連れ合いとか、あるいは震災で子どもを亡くしたお母さんとかで、そういう非業な死というのはずっと引きずってしまうわけで、病気の死においても、できるだけそれが許容でき、受容できるような時間をつくることが、とても大事だろうなと思うんですね。

医療現場ほど面白いものはない

佐藤　二十代の時には、わからないことがたくさんあるので——もちろん二十代の時にしかわからないこともあるけど——、「看護職生涯発達学」というのをつくりました。若い看護師が途中で辞めてもいいかなと思っているんですよ。一旦辞めるのも選択だし、離れてみて、その時のことを何かの折に思い出すだろうし。仕事はつづけてほしいんですけど、ずっと同じ場所で働きつづけていることがよし、というのはもういいかなと。

やっぱり、どうしても合わない人もいるだろうし、確かに疲れるし。疲れた人には「少し休んだら？」と言いたいです。だけど、いい仕事だから、また戻りたいなという気持ちは、どこかでもっていてほしいと思うんです。看護は「面白いよ」ということも、いつも伝えたくて。

関係性をつくりながらやるって、すごくエネルギーが要ることなんだけど、私が本編で取り上げた師長の物語のような経験を、最初に勤めたところでもってもらえるといいなと思うんです。

陣田　私たち看護師にも物語はあるんですよ。私が小児外科病棟の師長だった時のことです。先天性の病気で、生まれたばかりで手術が必要な新生児がいて、もう危ないと言われたんですけれども、手術して、無事退院したことがあったんです。その後二十年も経って、私が聖マリアンナの看護部長になった時に、朝、夜勤師長から「うちの職員が入院しました」と報告を受けました。私は、その名前に聞き覚えがあったんです。それが、小児外科病棟で手術をした、あの子どもの名前だったんです（本書一一二ページ参照）。

佐藤　歳も同じ？

陣田　歳もそうだし、イレウスだったら手術した時の副作用であるからって。そしたら、やっぱりその子だったんです。その子が、聖マリアンナで看護師になっていたなんて。こんなに不思議なことはなかったですね。ほんとうに不思議なめぐり合わせで、びっくりしましたね。

佐藤　うれしかったですね。

陣田　びっくりしましたけど、うれしかったです。だから、物語って、患者や家族だけじゃなくて、私たち看護師にも、医師にもあるんだなと思います。

佐藤　医師たちも熱いんですけど、なかなか出さないですからね。

柳田　これは河合先生から教えられたことですが、「人間って物語らないとわからない」っていうんですね。これは科学の世界とは別で、物語は文脈によって意味づけられている。「私は子育ても一生懸命やって、何も悪いことをしていないのに、なんで三十八歳で乳がんになるのよ」という、その「なんで」の答えはない。科学は、「細胞の突然変異でナントカ……」と言えても、それは人生を生きていくうえでの答えにならないですよね。つまり、医学の答えは、生きていく人間の物語の文脈の中では、回答にならないことがしばしばある。

だから裏返していうと、人間は物語を生きている。僕は、そういう言い方をするんですね。

患者というのは、その人なりに三十年であれ、八十年であれ、生まれてからこの方、生きてきた文脈があって、さきほども言いましたが傾聴して記録を取れば一つの物語になっているわけですね。医療者というのは、専門家として学び、多くの患者に出会い、失敗したり、成功したりしながらきている。だから、患者の物語と、医療者の物語とが出会う交差点が医療の現場であり、そこで生み出される作品が医療行為、診療行為であるというわけです。

それは、単なるその場だけの技術的な行為として医療をとらえるのではなくて、人生の出会いとしての医療行為というものを見つけた時に、医療者も否でも応でも自分の人生だけでなく、患者の人生というものを視野に入れなければいけないし、自分のかかわろうとしている医療行為が、彼・彼女の人生にとってどんな意味をもつか、それがいいのか、悪いのか、その人らしい最期の日々を送り、尊厳ある死なり、尊厳ある最期の日々なりに自分がどうかかわるのかという、そこまでみて初めて、自分がつくる医療という作品の意味づけに気づけるわけですよね。

だから、欧米とは違う、日本ならではの視点でいうならば、二つの交差する道路がほんとうにうまくかみ合うように、かすがいの役目をする。それがインフォームド・コンセントのいちばん深い意味なのかなと思うんですね。

そういう意識をもつと、人間に対する限りない興味、あるいは愛情みたいなものが不可欠の要素になるんですよね。僕は、患者との交わりを楽しむぐらいの気持ち、つまり「人間って面白い！」「とくに病気をしている人間ほど面白いものはない」と思ってもいいと思う。面白いというのは誤解を生むかもしれないけれども、あえて言うなら、ほんとうにこれくらいドラマチックで、魅力的で、刺激的で、そしてこちらを沸き立たせるものはないんじゃないかと思うんですよね。

おうおうにして、ドラマチックな物語というのは、非日常的なところで生まれるんですよね。病院での非日常的な条件が加わった時に、最も人間の赤裸々な姿が見えてきて、そこで人間への興味、関心をもつと、医療現場ほど面白いものはない。その面白さに気づいたら、辞められないと思いますよ。

佐藤　ホントにそうなんですよ。

陣田　それに気づくまで、何年もかかかかったりするのですが。

柳田　それは、医療者側が人間というものについてどんどん学ばされるわけですよ。人間とか、人生というのは、こんなにも豊かなものなんだとか、あるいはバカげたものだったりするわけですよね。それに気がついたとたんに、すごく楽しくなってきて、生きがいを感じると思うんですよ。

佐藤　実感してます。麻薬中毒のようなものです。

陣田　そこまで、つまりモルヒネを味わうまで辞めないでほしいなと思いますよね。

以前、医師が子どものお腹を開けたら成人タイプの肝臓がんで、「これはもう手をつけられない」と言って、すぐに閉めたことがあったんです。それでも、どこまで効くかわからないけどと、抗がん剤を入れるカテーテルだけ入れて、余命三か月とのことだったんです。でも、その子が三年間生きたんですよね。その三年間にいろいろなことをやって、とうとう亡くなりましたけれども、ほんとうに何が起こるかわからない。

また、ずっと死にたいと言っていたＡＬＳ（筋萎縮性側索硬化症）の患者さんが、二年経ったときに、「あの頃、死にたい、死にたいって言ってたけど、今はどう？」という看護師の問いかけに、一瞬止まって、しばらく考えて、まばたきで「つらくてもいきていたい」と言ったというんですね。

そういう不思議な体験というか、物語をいっぱいもっていますから、それをぜひ味わってほしいなと思いますね。

佐藤　私は、柳田先生のお話も、陣田先生のお話も、ほんとうにそうだと思いながらも、私には、亡くなるはずのない人が亡くなるという経験がたくさんあるんです。そういう人生の理不尽さみたいなものをすごく感じて、それで自分の生き方を考えたりしたなぁというのがすごくあります。

あと、私も小児科で看護師生活が始まったので、子どもが死ぬというあの理不尽さは、やっぱり……。そういう子どもたちとの出会いとか、ホントは生きるはずだった人が突然、病院の中で亡くなったりということが私を惹きつけてきました。

だから、今を大事にしようとか、出会いってすごく大切だなと、人生の中で感じたのが職場だったので、そういう意味でほんとうに飽きません。二人と同じ人はいないし、同じ自分もいないので、いつも違う出会いがあって、自分の感情で相手の話が聴けなかったり、忙しそうにしてしまうっていうのもしょっちゅうやってて、でも、そういうことに気づくたびに、またチャレンジする元気が湧いて……みたいな、そういう感じです。

三十歳までは私もフラフラしていて、三十歳になった時ってけっこう大きかったような気がしています。歯を食いしばらなくてもいい、辞めてもいいんだけど、三十歳ぐらいになった時に、「なんか、すごく大事な仕事だったのかな」って思えたことがあったんですよね。

柳田　本編には入っていませんが、過去の『看護教育』に載った学生のエッセイの中で、実習中に電車のつり広告でいろいろな職業を見て、ほかへ気持ちが動いたというのがあるんですね。でも、やっぱり自分が看護職を選んだ、最初のモチベーションを大事にしようというところへ戻ってくるんですよ。

だから、いろいろ選択肢は動いていいと思うんです。若いんだから、いろいろなことをやりたいだろうし。だけれど、小学生なり、中学生なりの若い時に、自分が密かに思っていたり、あるいは「こうできたらいいな」と思っていたことを振り返ってみると、自分で忘れていたいちばんやりたいことが、もう一度見えてきたりするんじゃないかと思うんですよね。

それともう一つは、医療現場に入って一年、二年は大変だから、だいたいそこで脱落しそうになるんですよね。そういう中でも、僕はいっぺん職業を選んだら五年とか、七～八年はそこで歯を食いしばってでもやってみると、ある日突然にパッと何か、割れ目から光が射す時があるだろうと思うんですよ。そういうことがあり得るんだということを、心のどこかに思っていたほうがいいと思うんですね。

たとえば、とても愉快な患者さんに出会って癒されたりとか、気づかされたりとか、そういうことがあると、「ああ、この仕事をやっていてよかった」と、五年間の苦労が一気に乗り越えられるみたいな、そういうことってあるんじゃないかと思うんですよね。

患者さんというのは、とにかく腹を割っていろんなことを喋れるようになると、実に豊富な人生をもっていることが見えてきます。二十歳や三十歳の医療者の経験では、とてもわからないようなものをいっぱいもっているのが患者で、人生の教師だと思うくらいの気持ちで患者を見ていると、楽しくて仕方がないはずですよ。

（二〇〇九年五月十九日　収録）

編集者略歴

柳田邦男
Kunio Yanagida

ノンフィクション作家。がんをはじめとする病いや、戦争・災害・事故・公害などのドキュメント作品や評論を書き続ける。近著に、『自分を見つめるもうひとりの自分』(佼成出版社)、『がん患者の幸福論　人の心に贈り物を残していく』(樋野興夫教授との対談集、悟空出版)、『言葉が立ち上がる時』(平凡社)、『新・がん50人の勇気』(文藝春秋)、『人生の1冊の絵本』(岩波新書)、『この国の危機管理　失敗の本質』(毎日新聞出版)など。雑誌『看護管理』で「おとなが読む絵本　ケアする人、ケアされる人のために」を連載中。

陣田泰子
Yasuko Jinda

諏訪赤十字病院、聖マリアンナ医科大学病院、川崎市立看護短期大学・助教授、健和会臨床看護学研究所、聖マリアンナ医科大学病院・副院長・看護部長、聖マリアンナ医科大学・統括看護部長・ナースサポートセンター長、済生会横浜市南部病院・病院長補佐、横浜市立大学看護キャリア開発支援センター長、淑徳大学大学院看護学研究科教授を経て、現在、聖マリアンナ医科大学客員教授、淑徳大学客員教授、看護現場学サポーターとして活動中。著書に『看護現場学への招待　第2版』(医学書院)、『陣田塾　リーダー、マネージャーのための看護実践の概念化が身につく看護現場学』(メディカ出版)など。

佐藤紀子
Noriko Sato

都立広尾病院、慈恵看護専門学校専任教員、船橋市立医療センター・婦長、東京女子医科大学看護短期大学(現在は看護学部)・助教授、教授、東京女子医科大学看護学部・大学院看護学研究科(看護職生涯発達学)・教授を経て、現在、東京慈恵会医科大学大学院医学研究科看護学専攻長・教授。著書に『師長の臨床—省察しつつ実践する看護師は師長をめざす』『変革期の婦長学』『看護師の臨床の「知」—看護職生涯発達学の視点から』(共に医学書院)、『看護サービス管理　第4版』『つまずき立ち上がる看護職たち—臨床の知を劈く看護職生涯発達学』(共著・編著、医学書院)など。

その先の看護を変える気づき—学びつづけるナースたち

発　行　2011年 7 月 15 日　第 1 版第 1 刷©
　　　　2022年 6 月 1 日　第 1 版第 10 刷

編　集　柳田邦男《やなぎだくにお》・陣田泰子《じんだやすこ》・佐藤紀子《さとうのりこ》

発行者　株式会社　医学書院
　　　　代表取締役　金原　俊
　　　　〒113-8719　東京都文京区本郷 1-28-23
　　　　電話　03-3817-5600(社内案内)

印刷・製本　三美印刷

ISBN978-4-260-01203-4